Katja Maria Hinterleitner

Du bist nicht deine Wunde

AF827373

KATJA MARIA HINTERLEITNER

DU BIST NICHT DEINE WUNDE

GOLDEGG

Buchcoach: Fitore Brahimi
Lektorate: Susanne Klein | Christina Mondolfo
Umschlagrechte: Weiss Werkstatt München
Haftungsausschluss: Die im Buch enthaltenen Übungen wurden von der Verfasserin sorgfältig erarbeitet und geprüft. Eine Garantie kann dennoch nicht übernommen werden. Die Autorin übernimmt keine Haftung für Schäden irgendeiner Art. Es handelt sich hierbei um Informationen, die nicht als Diagnose, Behandlung oder Ersatz für eine medizinische oder psychologische Betreuung gedacht sind. Bitte befragen Sie hierzu Ihre Therapeutin oder Ihren Arzt.
Weitere Grafik- und Fotorechte: Hannah Philomena Scheiber – Anja Ruetz | Simone Kron – Simone Kron | Petra Deutsch – Petra Deutsch | Computer mit Katja: Mockup von DendySign Creative – CreativeFabrica

Alle Rechte, insbesondere das Recht der Vervielfältigung und Verbreitung sowie der Übersetzung, vorbehalten. Kein Teil des Werks darf in irgendeiner Form (durch Fotokopie, Mikrofilm oder ein anderes Verfahren) ohne schriftliche Genehmigung des Verlags reproduziert werden oder unter Verwendung elektronischer Systeme gespeichert, verarbeitet, vervielfältigt oder verbreitet werden.

Die Autoren und der Verlag haben dieses Werk mit höchster Sorgfalt erstellt. Dennoch ist eine Haftung des Verlags oder der Autoren ausgeschlossen. Die im Buch wiedergegebenen Aussagen spiegeln die Meinung der Autoren wider und müssen nicht zwingend mit den Ansichten des Verlags übereinstimmen.

Der Verlag und seine Autoren sind für Reaktionen, Hinweise oder Meinungen dankbar. Bitte wenden Sie sich diesbezüglich an verlag@goldegg-verlag.com.

Der Goldegg Verlag achtet bei seinen Büchern und Magazinen auf nachhaltiges Produzieren. Goldegg Bücher sind umweltfreundlich produziert und orientieren sich in Materialien, Herstellungsorten, Arbeitsbedingungen und Produktionsformen an den Bedürfnissen von Gesellschaft und Umwelt.

© 2025 Katja Hinterleitner
https://katjahinterleitner.com | erfolg@katjahinterleitner.com

ISBN: 978-3-99060-495-3

© 2025 Goldegg Verlag GmbH
Unter den Linden 21 • D-10117 Berlin
Telefon: +49 800 505 43 76-0

Goldegg Verlag GmbH, Österreich
Mommsengasse 4/2 • A-1040 Wien
Telefon: +43 1 505 43 76-0

E-Mail: office@goldegg-verlag.com
www.goldegg-verlag.com

Layout, Satz und Herstellung: Goldegg Verlag GmbH, Wien
Printed in the EU

INHALTSVERZEICHNIS

DOWNLOADBEREICH

Begleitende *Inhalte*

\+

Exklusiver Videokurs nur für Leser/innen dieses Buches

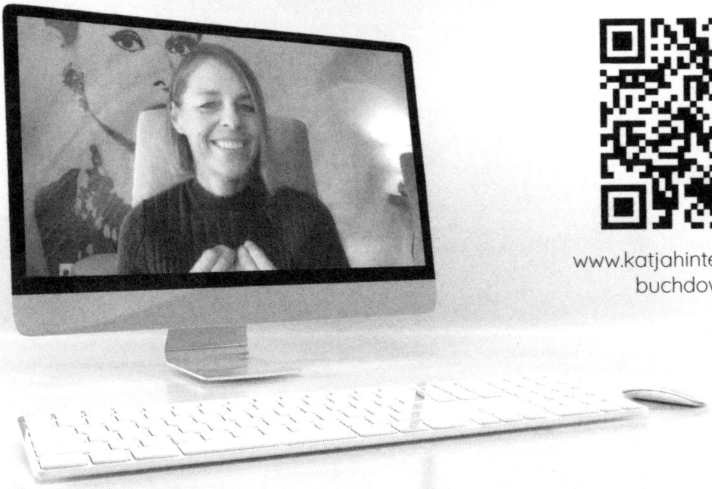

www.katjahinterleitner.com/
buchdownload

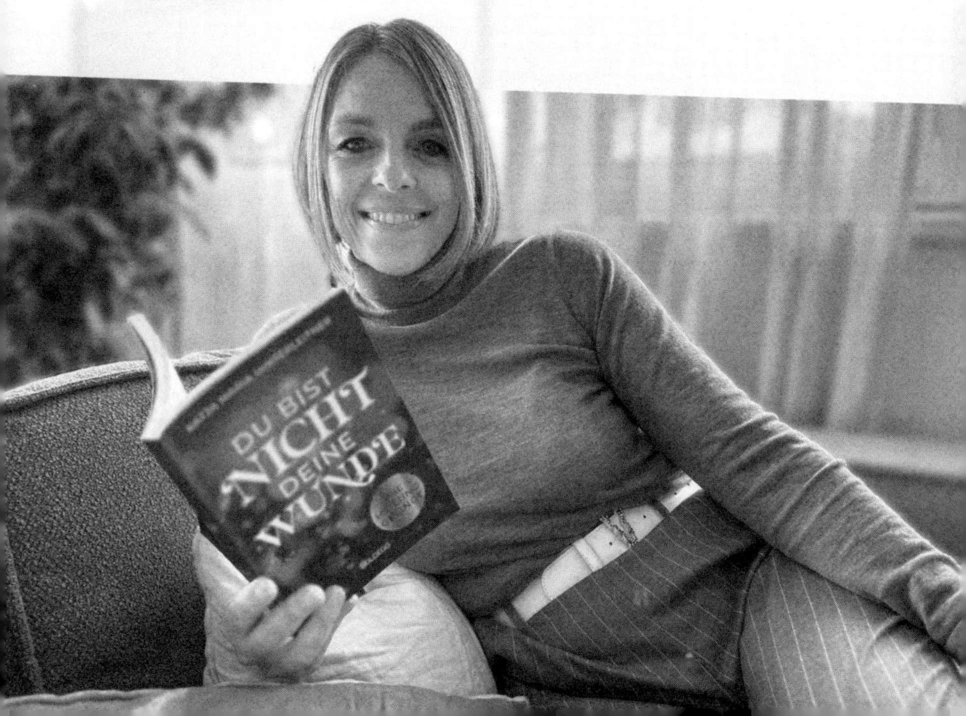

VORWORT

Das Leben hält immer wieder unangenehme Überraschungen für uns bereit. Manche überstehen wir unbeschadet, doch die meisten hinterlassen Narben. Einige tragen wir sichtbar am Körper, doch viele können wir mit unseren Augen nicht erfassen, denn sie liegen auf unserer Seele.

Diese Narben auf unserer Seele spüren wir meist nicht gleich, sie machen sich oft erst viele Jahre später bemerkbar: Vielleicht hast du Probleme, den richtigen Partner zu finden. Oder du hast ein schlechtes Verhältnis zu deinen Eltern. Oder du wirst immer wieder im Job übergangen, wenn es um einen Schritt auf der Karriereleiter geht.

Kennst du diese Situationen? Ich denke schon, sonst hättest du wahrscheinlich nicht zu diesem Buch gegriffen. Ich freue mich, dass du es jetzt in der Hand hältst und darin liest. Ich freue mich, denn ich kann dich so gut verstehen, weil ich selbst in diesen Situationen festgesteckt bin. Und ich freue mich, weil ich einen Weg gefunden habe, mir zu helfen, und damit kann ich nun auch dir helfen.

Lass mich dich dabei unterstützen, die Narben auf deiner Seele aufzuspüren und sie zu heilen, damit du deinen Weg selbstbestimmt, glücklich und in voller Kraft gehen kannst. Ich werde dir erklären, mit welchen Methoden ich arbeite (Kinesiologie, systemisches Heilen, Familienaufstellung) und wie und warum sie funktionieren. Wir werden deine Spiritualität wecken und deine Persönlichkeit weiterentwickeln. Wir werden Antworten auf deine Fragen finden – gemeinsam. Ich reiche dir meine Hand. Lass uns losgehen auf deinem neuen Weg!

Katja Maria Hinterleitner

ZU EINER GUTEN LÖSUNG KOMMEN

In einer Welt, in der wir geradezu überschwemmt werden mit schlechten Nachrichten, mit Informationen, deren Wahrheitsgehalt wir nicht überprüfen können, mit Hass und Manipulation im Internet und steigenden Spannungen oft sogar in unserer direkten Umgebung, verlieren wir uns langsam selbst. Ausgebrannt, leer, ohne wirkliches Ziel fragen wir uns, was wir in und mit unserem Leben machen können und sollen, was unsere Aufgabe ist.

Geht es dir auch gerade so? Wie fühlst du dich? Bist du müde? Frustriert? Unzufrieden mit dir selbst? Wütend auf deinen Partner oder deine Partnerin – oder sogar auf die ganze Welt? Ist es wieder so ein Tag, an dem nichts läuft, wie du es dir vorstellst? Und du hast keine Ahnung, warum das so ist?

Wahrscheinlich folgst du gerade nicht deinem Seelenauftrag. Das ist der Weg, den dir das Universum bereitet hat, um dein Innerstes entfalten zu können, um zu strahlen, deine Kräfte für dich und andere nutzen und so ein erfülltes Leben führen zu können. Deinen Frust oder deine Wut kannst du bestimmt eine Zeit lang ertragen, du kämpfst dich durch den Alltag, lächelst, auch wenn dir nach Weinen oder Schreien zumute ist. Es zehrt an dir, auch weil da diese Sehnsucht ist, dieses innerliche Wissen, dass es das nicht sein kann, dass es noch etwas anderes gibt, aber du kannst es nicht benennen und weißt nicht, wie du es erreichen kannst. Du machst also weiter, doch irgendwann ist das Maß voll und dein Körper sagt: »Stopp! Es reicht!«

So weit musst du es nicht kommen lassen. Lass dieses Chaos in deinem Inneren, diesen Frust und diesen Zorn nicht dein Leben bestimmen – lass mich dir helfen!

Ich begleite seit 30 Jahren Menschen dabei, ihre inneren Schätze zu befreien, ihr inneres Licht erstrahlen zu lassen, ihren Seelenauftrag zu spüren und zu leben – kurzum: Ich gebe ihnen Heilimpulse. Wie diese Heilimpulse wirken, wie sie Menschen helfen, ein erfülltes Leben zu leben, erzähle ich dir in diesem Buch anhand von vielen Beispielen.

Zu mir kommen Menschen, die erschöpft sind, deren Körper Krankheitssymptome zeigt, die unglücklich sind, sich gefühlt nur mehr über Wasser halten und sich innerlich ausgetrocknet und leer fühlen. Menschen, die verwirrt sind, sich hilflos fühlen, obwohl von außen betrachtet scheinbar alles stimmt. Denn sie haben ja einen Partner, die Kinder, einen Job. Aber der Schein trügt, und die Seele und das Herz zeigen es ihnen an, durch die Symptome und durch eine tiefe Sehnsucht nach etwas, was sie nicht benennen können. Zwischen ihrem jetzigen Leben und der Sehnsucht nach dem, was sie eigentlich leben wollen, liegt etwas, was ich ein Wollknäuel nennen möchte, ein verwickeltes Wollknäuel.

Wie helfe ich diesen Menschen – und dir? Als Heilerin arbeite ich systemisch, das heißt, ich löse das Knäuel, indem ich die Verstrickungen und dysfunktionalen Beziehungsmuster, die sich aus und auf verschiedenen Ebenen ergeben, entwirre und auflöse.

Ich unterscheide 6 Ebenen:

1. Geistig-mentale Ebene
2. Seelisch-emotional-energetische Ebene
3. Familiendynamische Ebene
4. Partnerschaftsdynamische Ebene
5. Fremdenergetische Ebene
6. Past-Life-Ebene oder karmische Verstrickungen

Wenn ich von Heilung spreche, spreche ich nicht von Voodoo und Räucherstäbchen, sondern von Dynamiken, die wir verstehen lernen müssen. Es geht darum, das Knäuel zu entwirren, unsere Schieflagen und Dysbalancen zu erkennen und Ruhe und Ordnung auf diesen Ebenen herzustellen, damit ein glückliches, entspanntes Leben gelingen kann. Ich sage dazu auch gern »befrieden«.

Das bedeutet, über das Ordnen, über die Entwirrung des Knäuels entstehen bei dir innere Klarheit und innerer Frieden. Du verstehst auf einmal, wer du bist, was du willst oder – um mit den Worten einer Kundin von mir zu sprechen: »Ich nehme Platz am Steuer meines Lebens. Katja, bevor ich zu dir gekommen bin, hat mich irgendwas gelebt. Jetzt lebe ich endlich selbst.«

Diesen Satz »Ich will nicht mehr, dass ich gelebt werde, ich will mich selbst leben« sagen auf diese oder ähnliche Weise ganz viele Kundinnen und Kunden zu mir, wenn sie einen Termin mit mir ausmachen.

Wenn du zu diesem Buch gegriffen hast, dann weil auch du Heilung oder die Lösung eines Problems in einem oder mehreren Lebensbereichen suchst. Und ich gratuliere dir, dass du intuitiv zu diesem Buch gegriffen hast, denn das ist auch dessen Intention: Heilung und Transformation.

Du musst nicht durch die Hölle gehen, um zu deiner Lösung, zu deinem Seelenfrieden, zu deinem glücklichen Leben zu kommen. Denn ich bin überzeugt und erlebe es seit vielen Jahren, dass Heilung Spaß machen und leicht gehen darf. Das, was dein Leben gerade schwer macht – das weiß ich aus eigener Erfahrung und aus meiner Arbeit mit Tausenden von Klientinnen und Klienten –, sind deine Wunden, deine Traumata und deine dysfunktionalen Systeme, an denen du noch festhältst.

Wenn du zu diesem Buch gegriffen hast, dann weil du an die Existenz der Seele als deinen inneren Kompass glaubst. Als etwas Intaktes in dir, etwas, das dich führt. Ich glaube an die Seele. Ich glaube, dass wir Körper, Geist und Seele sind und dass Heilung nur geschehen kann, wenn Menschen nicht nur Körper und Geist bejahen, sondern auch die Seele.

Die Seele ist für mich die Essenz und eine unzerstörbare Verbindung mit der unendlichen Weisheit des Universums.

Sie ist etwas Göttliches, aber nicht im religiösen Sinne, nicht im konfessionellen Sinne, sondern einfach als Ausdruck einer intakten Weisheit, die unzerstörbar ist.

Ich setze in meiner Arbeit und in diesem Buch genau bei dem an, was intakt ist in dir. Deine Seele ist intakt. Das heißt, du musst nicht alles umstellen und verneinen, was du bist. Heilarbeit bedeutet für mich, dass wir das Gute im Bisherigen erkennen, um es zu bewahren. Wir heben deine inneren Schätze, stellen deinen Seelenkontakt her, erinnern dich und verbinden dich wieder mit deiner Seelenessenz. Du erkennst daraus, mit welchem Seelenauftrag du in diese Welt gekommen bist und was du darüber hinaus in dieses Leben integrieren möchtest, um Freude, Liebe und Erfüllung zu erfahren. Zur Heilung gehört auch, dass wir zu den Schätzen und zu dem guten Alten, das wir bergen, etwas Vitales, Neues hinzugeben und Ballast loslassen. Bist du bereit für diese Reise? Dann sprich bitte ein lautes »Ja« und sag: »Ich bin bereit für Heilung.«

AUCH DU KANNST HEILUNG ERFAHREN

Ich bin in eine stark dysfunktionale Familie hineingeboren. Meine Mutter war medikamentenabhängig und deshalb war ich der Muttterersatz für meine jüngere Schwester. Meine Probleme, mit all dem zurechtzukommen, und der Mangel an elterlicher Liebe manifestierten sich in einer Essstörung. Das war natürlich auch keine gute Basis für eine Beziehung, dennoch blieb ich mit einem Mann zusammen, der mir nicht guttat. Im Beruf merkte man mir meine Probleme nicht an, ich begeisterte viele Jahre lang als Lehrerin die schwierigsten Schüler wieder für die Schule und heilte sie auf diese Weise.

Ich war für alle anderen da, nur nicht für mich. Wirklich bewusst wurde es mir erst vor etwa 25 Jahren. Mit 30 fand ich mich in einer Selbsthilfegruppe der Anonymen Esssüchtigen wieder. Ich war gefangen in dieser toxischen Beziehung, in der ich das dysfunktionale Liebesprogramm wiederholte, das ich mit meiner Mama gelernt hatte. Mein Mann ging laufend über meine Grenzen hinweg und sog mir den letzten Blutstropfen raus. Irgendwann war ich so leer wie eine ausgepresste Zitrone und versuchte wie eine Wahnsinnige, das mit Essen zu kompensieren. Aber es half nichts. Zu dem Zeitpunkt wog ich bei einer Größe von 176 Zentimetern an die 100 Kilo. Heute wiege ich unter 70 Kilo – kannst du dir das vorstellen?

Kennst du diesen Ausspruch: »Die Seele sagt zum Körper: ›Geh du vor, sie hört nicht auf mich.‹ «? Mein Körper sprach sehr eindeutig zu mir.

Wie alles begann: Die Macht des inneren Programms

Ich musste erst mehrmals komplett zusammenbrechen, bevor ich mir und Gott das Versprechen gab, dass ich jetzt an meinem Leben grundlegend etwas ändere. Das geschah nicht von heute auf morgen. Es dauerte Jahre, bis ich wirklich den Mut dazu hatte, mich dafür zu entscheiden, loszugehen und etwas zu verändern.

Das ist eine der ersten Lektionen, die ich dir an dieser Stelle mitgeben möchte: Höre nicht auf, es zu versuchen! Damals ging es mir schlecht, und dennoch versuchte ich, mich da zu halten, wo ich war. Das war nicht nur bei mir so, sondern ist auch bei vielen meiner Kunden so – und wird bei dir auch so sein.

Es gab ein inneres Programm in mir, das sagte:

**»So schlimm ist es doch gar nicht.
Sei doch einfach mal zufrieden.«**

Dieses innere Programm, das ist das Knäuel, von dem ich gesprochen habe. Es sind die Prägungen, Muster, Traumata, Glaubenssätze und Verstrickungen, die dich dein Leben im Autopilot führen lassen. Dass du von einem verwirrten Autopiloten gefahren wirst, erkennst du daran, dass sich Probleme und Situationen dauernd wiederholen. Das kann eine Sucht sein oder dass du immer wieder an den falschen Partner gerätst. Dein Nein wird weder privat noch beruflich akzeptiert. Dein Körper zeigt Symptome, für die keiner eine Lösung findet. Du hast schon so viel versucht und nichts scheint zu helfen. Du leidest unter Ängsten und Schlafstörungen. Die Vorstellung, Menschen zu verlieren oder dass deinen Kindern irgendetwas zustößt, ist immer wieder als große Angst da.

Dysfunktionale Muster können sich in jedem Lebensbereich zeigen – von der Arbeit über die Partnerschaft bis zu deinen Kindern und sogar den Haustieren. Dysfunktionale Muster erkennst du daran, dass sie dich massiv Energie kosten und Energie binden. Du hast also keine Energie für dich, und zwar nicht, weil du zu wenig schläfst oder schlecht isst, sondern weil diese Muster massiv Energie binden.

So war es auch bei mir. Es kostete mich viel Überwindung, in diese Selbsthilfegruppe zu gehen. Meine Scham war riesig. Darum erzählte ich es auch niemandem. Tatsächlich begann aber in dieser Gruppe meine Heilreise, mein Weg als Heilerin.

Heilung ist ein Prozess des Erkennens und Loslassens von dysfunktionalen Mustern. Vergebung gehört auch dazu. Heilung schenkt eine neue Identität, die sich formt und die dich Erfüllung in all deinen Lebensbereichen erfahren lässt.

Der größte Brocken auf dieser Heilreise bestand für mich darin, zu erkennen, was ich mir selbst und anderen antat. Die unbewusste und verwundete Katja jener Zeit hat Dinge getan, vor denen sie selbst erschrak, und dennoch konnte ich sie nicht stoppen. Es war, als ob ich keine Wahl hätte. Da war mein Autopilot. Meine Schatten, das heißt die ungelösten Muster und Prägungen, hatten die Führung übernommen.

Die erste Stufe war also, mir darüber bewusst zu werden, welche Instanzen, Schatten und toxischen Prägungen in mir wirkten und mich lenkten. In diesem Prozess der Bewusstwerdung und des Erkennens bestand in der Selbsthilfegruppe eine wesentliche Aufgabe darin, eine Liste der Menschen zu erstellen, denen wir etwas angetan hatten. Meine erste Reaktion war: »Ich anderen etwas antun? Sicher nicht! Ich bin doch die Liebe. Wenn, dann wurde mir etwas angetan.« Ich war im Widerstand, aber tat, was mir gesagt wurde.

Und da begann ich zu erkennen und schrieb auf: Ich hatte andere angelogen und hatte vieles verschleiert. Denn ich konnte ja niemandem sagen, was ich im stillen Kämmerlein in mich hineinschaufelte. Ich hatte nicht meine Wahrheit gesprochen, weil ich niemandem zumuten wollte, was in mir wirklich vorging.

Ich erkannte mit dieser Aufgabe etwas Machtvolles, nämlich dass ich sowohl Opfer als auch Täterin war. Heute weiß ich: Das war nicht ich. Das waren meine Schatten, meine Prägungen und Verstrickungen. Meine Seele und meine wahre Identität sind ganz anders und handeln komplett anders. Die Seele war aber weder hörbar noch spürbar. Ich hörte nur das, was mich direkt in die Arme des Unglücks und der toxischen Handlungen trieb.

Im ersten Moment ist so eine Erkenntnis nichts Angenehmes. Im zweiten Moment gab sie mir etwas Wichtiges an die Hand: das Bewusstsein, dass es eine innere Instanz der Wahrheit gibt und etwas, das ich nicht bin, was mich jedoch im Griff hatte. Dieses Etwas waren tief verankerte Prägungen und Verstrickungen. Mit diesen hatte ich mir das Leben erschaffen, in dem ich mich damals wiederfand.

Diese Erkenntnis hat mich aufgewühlt, aufgerüttelt und ermächtigt, die innere Instanz meiner Wahrheit zu finden. Mit dieser Erkenntnis und der Annahme, dass ich durch diese Prägungen tatsächlich zur Schöpferin meines Lebens wurde, konnte ich losgehen und war motiviert, alles so zu verändern und so zu gestalten, wie es mir diente. Ich wollte aus der Identität meiner Wahrheit heraus agieren können. Ich wollte mich aus der fremdgesteuerten Verstrickung befreien. Ich war bereit, diese authentische göttliche Identität in mir zu finden und danach zu leben. Und alles andere wollte ich verlernen, abstreifen, abschütteln und loslassen. Diese Sehnsucht hat mich damals in die Arme genommen und mir zugeflüstert, dass alles gut wird, und sie hat mich nie wieder losgelassen.

Wenn du mit diesem Buch arbeitest, ist es wichtig, dass du bereit bist, loszulassen. Es gilt, deine Erzählung, nicht machtvoll zu sein, nicht Schöpfer zu sein, Opfer zu sein, loszulassen. Es bedeutet, das Wiederholen von Prägungen loszulassen, Schatteninstanzen zu erkennen und dich mit dir und deiner lichtvollen, reinen Seele zu verbinden. Das ermöglicht dir, wie mir damals, zum Heiler deiner selbst zu werden.

Ein vitales, energiereiches und entspanntes Leben

In diesem Prozess des Erwachens fand ich den Mut und mobilisierte meine innere Kraft, um aus dieser toxischen Beziehung nach 13 Jahren auszusteigen. Es war so klar, so unmissverständlich logisch, dass diese Partnerschaft ein Abbild meines Herkunftssystems war, das mich schon als Kind dramatisch geprägt hatte. Meine innere Wahrheit, meine Seele war bereit, aus den Dramen und dem Wahnsinn auszusteigen. Diese Klarheit war so ermächtigend, dass ich Mittel, Wege und Worte fand, um mein Drama zu beenden.

Die Essattacken hörten auf, Heilung passierte, Genesung fand statt. Doch meine Reise war noch lange nicht zu Ende. Mit dieser Befreiung begann sie erst so richtig. Die schlimmste Zeit in meinem Leben und die Befreiung davon wurden zum Sprungbrett, zum Nährboden und Auftakt meiner Reise als Heilerin.

Es folgten viele Jahre intensiver Ausbildungen. Ich hatte Blut geleckt und wollte verstehen.

Die Reise führte mich zu Heilern und Heilerinnen und an Kraftplätze auf der ganzen Welt. Ich begann immer mehr, die Zusammenhänge zu sehen, zu begreifen, und meine medialen Fähigkeiten entwickelten sich. Im Jahr 2005 – ich lebte damals als Expatriate in Shanghai – kamen plötzlich Menschen auf mich zu, weil sie Heilung suchten. Ohne es bewusst angestrebt zu haben, entwickelte sich daraus meine neue berufliche Tätigkeit, und das Feld für diese Berufung hat sich stetig ausgeweitet. Heute bin ich eine Heilerin, die bereits über 4.000 Menschen erfolgreich darin begleitet hat, eine gute Lösung für sich zu finden.

Mit diesem Buch möchte ich auch dir den Weg zur Heilung ebnen. Das Buch soll ein Segen für dich sein, um zu erkennen, dass du wundervoll bist, und um den Mut zu finden, deine Themen anzugehen und zu lösen. Du bist so viel mehr als deine Schatten und deine Prägungen. Tief in dir warten deine Seelenwahrheit und deine Herzessenz darauf, von dir wahrgenommen und gehört zu werden.

Jede und jeder hat ein Anrecht auf ein freudvolles Leben in innerem Frieden, das ist für uns alle der wichtigste Seelenauftrag. Denn du in deiner geheilten Version bist ein Segen, nicht nur für dich selbst. Du bist Segen für deinen Partner oder deine Partnerin. Du bist Segen für deine Ahnenreihe. Du bist Segen für dein Unternehmen. Du bist Segen für deine Freunde, Freundinnen und dein ganzes Umfeld.

Und deswegen ist Heilung auch kein »Nice to have«, sondern ein Muss. Geh es jetzt an – mit mir. Ich zeige es dir mit diesem Buch Schritt für Schritt. Wir zapfen die Weisheit deiner Seele und deines Herzens an, damit dein innerer Kompass wieder funktioniert.

Kommst du mit?

Geistig gesund – ich nehme es in die Hand

Als ich für mich losgegangen bin, begegnete mir der Begriff »Geistheiler«. Ich hatte bis dahin nicht gewusst, dass der Geist krank sein kann. Wir können bluten, verkühlt sein oder sonstige Körpersymptome haben, das war mir klar, aber dass auch der Geist verkühlt sein kann, war mir nicht bewusst.

Hast du vielleicht schon selbst Erfahrungen gemacht mit Depressionen oder anderen psychischen Krankheiten? Oder war jemand in deinem Umfeld betroffen? Empfindest du dich als »normal« oder eher nicht? Ich komme aus einer Familie, in der Depressionen und psychische Krankheiten ein Thema waren. Also dachte ich, dass man entweder »im Kopf normal« oder eben psychisch krank sein kann. Doch nun stieß ich mit diesem Begriff der geistigen Heilung in den Raum dazwischen. Man ist also weder verrückt noch wahnsinnig, noch muss man Psychopharmaka einnehmen, und dennoch kann man geistig und mental »verschnupft« sein. Diese Einstellung gefiel mir. Es entlastete mich innerlich, denn insgeheim hatte ich häufiger die Sorge gehabt, dass ich vielleicht doch einen Vogel habe. So öffnete ich mich also für dieses Bewusstsein, und mir wurde immer klarer, dass viele körperliche Symptome und Themen tatsächlich im Geist beginnen.

Wenn unser Geist zu kränkeln beginnt, setzt sich das fort und zeigt sich auf vielen anderen Ebenen. Diesen Zusammenhang anzuerkennen, ist enorm wichtig. Zum Glück hat sich die Einstellung der Menschen in den vergangenen Jahren erfreulicherweise zum Positiven gewandelt. So viele Menschen in meinem Umfeld wissen, wie essenziell es ist, den Geist gesund zu erhalten, und haben deshalb schon an ihrem Mindset gearbeitet, Glaubenssätze und ihre innere Haltung zum Leben verändert. Wenn ich allerdings außerhalb meines direkten Umfelds schaue, ist diese Art, auf das Leben zu schauen, nicht der Status quo. Da sind bei den Problemen, mit denen sich Menschen konfrontiert sehen, nach wie vor »die Politik«, die Mutter, der Vater, die doofe Nachbarin oder überhaupt die anderen schuld. Oft ist große Verbitterung das Ergebnis. Dass diese Menschen es selbst in der Hand haben, etwas zu verändern, ist ihnen oft nicht bewusst. Ich würde dann am liebsten ein oder gleich mehrere große Stoppschilder hochhalten und mit dem Megafon rufen: »Hey, du verlässt gerade den Pfad, auf dem du wirklich etwas verändern kannst.« Solange wir im Bewerten, im Mangel und in der Schuldzuweisung verharren, können wir keine neuen Resultate kreieren. Ein wundervoll erfülltes Leben geschieht außerhalb von »Besserwisserei und Rechthaberei«.

Solche Stoppschilder hätte ich damals auch gebraucht. Ich hatte keine Ahnung, dass *ich* es war, die etwas verändern konnte. Bei uns waren es einfach immer »die anderen«, und das Jammern war allgegenwärtig. Meine Mama sagte mir immer wieder, dass das Leben nicht dafür da sei, um glücklich zu sein. Und mein Papa legte nach und fragte: »Was heißt schon ›glücklich sein‹?« Über unserem Türstock stand: »Wir kämpfen und halten durch, denn das Leben ist hart.« Und genauso erlebte ich es. Die Katja von vor 20 Jahren hatte für Schöpfertum und die Wahrheit hinter dem Spruch »Jeder ist seines Glückes Schmied« keinerlei Bewusstsein. Mein Thema mit dem Essen hatte mich voll im Griff. Ich fühlte mich ausgeliefert und machtlos. Und in meinen Augen war klar, dass das so war, weil meine Mutter so und nicht anders agierte. In meiner Wahrnehmung war ich ein Opfer meiner Mutter – und noch so vieler anderer. Dafür gab es in meinem Kopf auch etliche Beweise, und in meinem Umfeld gab es niemanden, der mich korrigiert hätte. Ich hatte keinen Zugang zu anderem Denken oder anderen Herangehensweisen.

Nach wie vor ist es für mich ein Wunder und so etwas wie Gnade, dass mir durch meinen Zusammenbruch und die Hinwendung zu Gott plötzlich Türen geöffnet wurden, die ich vorher nicht gesehen habe. Wäre ich auf dem Standpunkt meiner Herkunftsfamilie stehen geblieben, hätte sich meine wundersame Transformation nicht vollziehen können. Ich war sehr lange »geistig erkältet« und musste erst lernen, dass ich Schöpferin meines Lebens bin. Ich musste in meine radikale Eigenverantwortung kommen und aufhören, die Schuld bei anderen zu suchen. Die Gelegenheit, tiefer einzutauchen, bekam ich ein paar Monate nachdem ich die Selbsthilfegruppe der Anonymen Esssüchtigen gefunden hatte. Diese Gruppe hatte mir viel ermöglicht, und ich fühlte mich durch diese Verbindung endlich nicht mehr allein. Doch in der Tiefe konnten sie mir nicht helfen. Ich spürte, dass ich noch etwas anderes für meine Heilung brauchen würde.

Ich wünschte mir jemanden, der mir helfen konnte, zu verstehen, warum das alles so war. Zwar hatte ich verstanden, dass ich es war, die den Schlüssel in der Hand hielt, doch es tauchten so viele Fragen auf, die ich nicht beantworten konnte. Es musste doch einen Grund geben, warum ich nicht aufhören konnte zu essen und immer wieder an die falschen Männer geriet. Die Fragen quälten mich. Eines Tages lag ich wie jede Woche auf dem Massagetisch und ließ mir meine Verspannungen auskneten. Mir liefen die Tränen übers Gesicht und meine Masseurin sagte zu mir: »Katja, du musst was verändern. Massage ist ja gut und schön, aber du musst woanders ansetzen. Geh und lass dir dein System anschauen. Das hilft dir bestimmt.« Sie schrieb mir die Website eines Mannes auf, der systemische Aufstellungen leitete. »Geh dahin! Das ist zwar anders als alles, was du bisher kennst, aber das wird dir helfen«, meinte sie. Zu Hause schaute ich mir die Website an. Da gab es ein 3-Tages-Seminar mit Übernachtung. Alles, was da stand, hörte sich irgendwie gut an, aber ich konnte mir unter »Aufstellung« nichts vorstellen, und der Gedanke an 3 Tage in einem Seminar mit unbekannten Menschen war mir zutiefst zuwider. Ich war völlig im Widerstand und wollte die Idee schon verwerfen, doch meine Essstörung plagte mich so sehr, dass mir die Anmeldung zum Kurs weniger schlimm erschien, als dies noch länger auszuhalten. Ich buchte also und reiste an.

Da saß ich nun mit ca. 30 anderen Menschen in einem Raum. Der Seminarleiter (er war recht alt und wirkte ein bisschen wie ein Opa auf mich) war mir erstaunlicherweise sympathisch. Er sprach klar, sanft und liebevoll. Doch was er sagte, ging mir völlig gegen den Strich: »Liebe Brüder und Schwestern, wir werden am Ende dieser 3 Tage ganz fest zusammengewachsen sein. Ihr werdet sehr viel voneinander lernen können. Nicht nur die Lösung für dein eigenes Thema ist in diesem Raum wichtig, sondern auch die Lösungen der anderen werden dir eine neue Welt öffnen. Lasst also alle unser Herz füreinander öffnen und uns freuen, dass wir alle da sind.«

Oh Gott, ich wusste es, ein Scharlatan! Diese Leute waren *nicht* meine Brüder und schon gar nicht meine Schwestern. Mir reichten meine 3 verstorbenen Brüder und meine eigene Schwester. Das war für mich Belastung genug, und ich sollte mich nun in meinem Herzen mit diesen fremden Menschen verbinden? Ich wollte endlich normal essen. Was bitte hat mein Essverhalten mit diesen Menschen zu tun? Wo ist der Ausgang? Während ich so vor mich hin grummelte, hörte ich von anderen zustimmendes Murmeln. Oje, die fanden das gut! Einige waren ganz gerührt und nahmen sich gegenseitig in den Arm. Ich wollte nicht in den Arm genommen werden. Meine Gedanken rannten von einer Ecke in die andere. Das konnte es nicht sein. Man reiche mir die Tür, ich möchte gehen, dachte ich entsetzt. Ich fragte nach den Toiletten. Der Opa sagte liebevoll: »Katja, wir machen regelmäßig Pausen. Und die nächste ist in 90 Minuten. Aber sag, fühlst du dich hier nicht wohl? Magst du uns etwas sagen?« Und jetzt haltet euch fest. Anstatt zu sagen, dass ich keine Lust hatte zu bleiben, formte sich mein Mund zu einem süßen Lächeln und ich sagte: »Nein, nein, alles super. Ich finde es total schön hier.« Ich konnte nicht glauben, was ich hörte. Mir war in diesem Moment so klar, dass ich wirklich Hilfe brauchte. Ich fand es furchtbar, wollte gehen und sagte aber, dass alles passt. Offensichtlich hatte wohl doch ich das Problem und nicht dieser ältere Mann. Und jetzt war es ohnehin zu spät. Ich musste bleiben.

Dann ging es Schlag auf Schlag weiter. Der Seminarleiter erklärte kurz, wie diese Aufstellungen funktionieren: Wir würden ausgesucht als Darsteller für die jeweilige Person, also zum Beispiel als die Mutter des Aufstellers. Wir sollten uns in diese Rolle einfühlen und würden gefragt, wie es uns gehe. Alles andere würde er machen. Ich entschied, dass ich erst einmal einfach dasitzen würde. Und er fing gleich mit der ersten Aufstellung an – für einen sympathischen Mann, einen Rechtsanwalt, der erzählte, dass er total unglücklich sei in der Beziehung mit seiner Frau. Er wisse nicht, was er tun sollte. Beim Aussuchen der Darsteller für die Rollen, die nun eingenommen wurden, wählte der Mann mich als seine kleine Schwester aus. Und anstatt höflich, aber bestimmt abzulehnen, lächelte ich wieder und nahm Sekunden später den Platz dieser kleinen Schwester ein.

Hier stand ich also in meiner ersten Aufstellung – als kleine Schwester dieses beziehungsunfähigen Rechtsanwalts – und dann passierte etwas Unglaubliches. Kaum stand ich in dieser Rolle, begann ich heftig zu weinen. Mir rannen die Tränen die Wange hinab, und ich schluchzte laut. Es erschien mir verrückt, und gleichzeitig konnte ich es nicht stoppen. Mein Kopf sagte: »Hör auf! So peinlich. Das gibt es doch nicht!«, und mein Herz hörte nicht hin. Es weinte und weinte. Der Seminarleiter holte dann die Mama dieses Mädchens her, und es stellte sich heraus, dass die Mutter bei der Geburt des Mädchens gestorben war. Als diese Mutter mich in den Arm nahm, war alles gut. Wie eine kuschelweiche Decke wärmte mich die Mama. Ich versank in ihren Armen, die Tränen versiegten und ich wurde ruhig. Ich hätte stundenlang so bleiben können. Es war der Himmel auf Erden. Gleichzeitig schaute ich voller Liebe auf meinen großen Bruder (den Rechtsanwalt). Er konnte sich nun wieder mit der verstorbenen Mama verbinden, und auch er weinte. Und so lag ich zusammen mit meinem Bruder in den Armen der Mama. Es war unfassbar: Keine 2 Stunden waren in diesem Workshop vergangen, und schon hatte sich das erfüllt, was »Opa« zu Beginn gesagt hatte: dass wir als Brüder und Schwestern zusammenwachsen würden. Und die Katja mit den Fluchtgedanken begann sich wohlzufühlen. Es war einfach schön.

Diese 3 Tage wurden zu einem Wendepunkt in meinem Leben. In mir begann etwas ganz Neues. Ich machte auf. Meine Lebensfreude kehrte zurück. Ich konnte normal essen und liebte alle so sehr. Heute würde ich das als Spontanheilung beschreiben, weil ich sofort etwa 50 Prozent weniger

Symptome hatte. Unbeschreiblich. Ich wusste: Das ist es. Das ist der Weg, der mir helfen würde, zu heilen und mein Herz aufzumachen. Ich wollte mehr davon. Bei diesem Seminar habe ich nicht nur etwa 30 neue Brüder und Schwestern dazubekommen und mich das erste Mal ganz lebendig und froh gefühlt, ich habe auch verstanden, dass meine Probleme auf der systemischen Ebene geheilt werden müssen. Und mir wurde klar, dass mein Geist nur durch diese tiefgreifende Erfahrung beginnen konnte, anders zu denken. Dies war der Beginn meiner geistigen Heilung.

Absichtslos und bewertungsfrei: Wie Liebe gelingt

Durch die systemische Heilarbeit, die ich seit über 20 Jahren praktiziere, habe ich gelernt, wie Liebe gelingt, wie Erfolg, wie Elternschaft und wie Frau-Sein gelingen. Ich habe so viele Einsichten und Erkenntnisse daraus gewonnen. Diese Art der Heilung ging mir von Anfang an sofort ins Herz. Alles, was ich bisher nicht verstanden hatte, rutschte vom Kopf ins Herz. Durch diese Arbeit konnte ich auch erkennen, wie ich es am leichtesten schaffte, erfolgreich zu sein. Sie eröffnete mir die Geheimnisse eines glücklichen Lebens, und es war, als ob ich in eine Art Lebensschule eingetreten sei. Meine Seele sog alles auf, was sie unterstützte, um gesund und glücklich zu sein.

Auch dieses Buch ist eine Art Lebensschule. Ich wünsche mir, dass es dir damit möglich ist, in die Weisheit von Systemen einzutauchen. Systeme funktionieren auf einer tiefen Ebene alle gleich. Ist ein System befriedet, kehren nicht nur Ruhe und Frieden ein, wir können auch die Belastungen ablegen und werden fortan von einer unsichtbaren Kraft der Ahnen geschützt, gestützt und genährt. Das wirkt auf Seele, Geist und Körper gleichermaßen.

An dieser Stelle möchte ich dir zunächst die Wirkungen auf der geistigen (mentalen) Ebene näherbringen. Es gibt auf dieser Ebene zwei Eckpfeiler, die wichtig sind, um erfolgreich zu sein: zum einen Absichtslosigkeit und zum anderen frei zu sein von Bewertungen. Meine Einstellung damals war beengt, mein Misstrauen und meine Bewertung waren alles andere als hilfreich. Ich habe es mir dadurch so entsetzlich schwer gemacht, und ich sehe das auch immer wieder bei meinen Klientinnen und Klienten. Darum möchte ich mit der Frage beginnen: Warum können gewisse Menschen sofort tiefgreifende Heilung erfahren und bei anderen dauert es gefühlt ewig? Der essenzielle Unterschied liegt in der inneren Haltung des Menschen. Im optimalen Fall kann ein Mensch völlig absichtslos und bewertungsfrei seinem Ziel entgegengehen. Diese zwei Worte – absichtslos und bewertungsfrei – möchte ich in der Tiefe erklären. Denn nur, wenn du in der Tiefe verstanden hast, wie sehr diese innere Haltung tatsächlich unsere Resultate und unseren Erfolg beeinflusst, wirst du sie dir auch aneignen wollen.

Wenn ich mir als Heilerin das System eines Klienten oder einer Klientin anschaue, blicke ich absichtslos und bewertungsfrei darauf. Denn ich weiß, dass sich das System verschließt, wenn es bewertet wird. Es macht zu, wenn wir uns mit vorgefertigten Erwartungen annähern. Ein System will Heilung, doch braucht es diesen heiligen Raum, um sich in der Tiefe öffnen zu können. Und nur in der Tiefe kannst du die Ursachen und Verstrickungen finden. Geht ein Aufsteller ohne diese innere Haltung an die Korrektur eines Systems, verursacht er damit eine neuerliche Traumatisierung. Das ist wahrscheinlich der Grund, warum Aufstellungen von einigen Menschen als nicht hilfreich und heilsam erfahren wurden. Hätte mich der Seminarleiter in meinem ersten Aufstellungsworkshop bewertet, hätte ich nicht bleiben können. Das weiß ich heute. Er war offen und begegnete mir mit bedingungsloser Liebe. Und wenn ich gesagt hätte, dass ich gehen will, wäre er einverstanden gewesen. Auch das weiß ich heute. Mit seiner inneren Haltung ermöglichte er mir, dass ich freiwillig blieb. Mein Kopf rebellierte, und gleichzeitig sprachen meine Seele und mein Herz. Sie gingen in Resonanz mit der allumfassenden Liebe dieses wundervollen Aufstellers. Seine innere Haltung hat mir eine Tür geöffnet, die für mich eine Einladung war, um zu bleiben.

Ein Aufsteller muss also absichtslos und bewertungsfrei sein, sonst öffnen sich der Mensch und sein System nicht. Ich habe viele Aufsteller erlebt. Von vielen habe ich genau dies gelernt. Bei anderen habe ich gesehen, wie man es nicht macht und wie es nicht gelingt. Im Laufe der Jahre ist diese innere Haltung in Fleisch und Blut übergegangen, und ich praktiziere sie nicht nur beruflich, sondern ich lebe sie auch privat. Diese innere Haltung hat mich zu dieser glücklichen, gesunden und erfolgreichen Frau werden lassen, die ich heute bin.

Herztipp

Stell dir einmal vor, dass du ab sofort keinen einzigen Menschen mehr bewerten würdest, nicht einmal dich selbst. Schließe deine Augen und lege eine Hand auf dein Herz. Wie sehr könnte dein Herz durchatmen, wenn niemand mehr abwertend oder verletzend mit dir umgehen würde? Im Gegenteil: Die Menschen würden wohlwollend auf dich zukommen und dich wertschätzen für all das, was du bist. Kannst du fühlen, wie viel Anspannung und Druck abfallen würden? Kannst du wahrnehmen, wie viel Leichtigkeit und Freude in dein Leben kommen würden? Und wie wäre es, wenn du selbst damit beginnst, andere Menschen oder Dinge nicht zu bewerten? Stell dir vor, dass du selbst bewertungsfrei wärst und es dir gelingen könnte, einfach vorurteilsfrei und in Akzeptanz dessen, was ist, durchs Leben zu gehen. Und wenn du dem nachspürst, merkst du, dass dein Körper sich entspannen kann und dein Herz ein ganzes Stück freier ist?

Lass uns daraus doch eine kleine »Bewertungsfrei-Challenge« machen. Vielleicht gelingt es dir ja, ganz offen, absichtslos und bewertungsfrei dieses Buch zu lesen. Dann wäre das nicht nur lehrreich, sondern eine Wohltat für dein Herz und hätte einen entspannenden Effekt auf deinen Körper. Einverstanden?

Lass mich an dieser Stelle eine Aufstellung beschreiben, die nie gelungen wäre, wenn ich nicht bewertungsfrei gehandelt hätte.

Fallbeispiel

Sybille kam zu mir, weil sie sich nicht richtig erden konnte und gefühlt nicht mit dem Boden verbunden war. Außerdem hatte sie Schwierigkeiten, sich durchzusetzen und ihr fehlte Klarheit im Ausdruck. Sie spürte, dass es einen Zusammenhang mit ihrem Thema der Erfolglosigkeit gab. Ihr Ziel war, dass sie präsent sein und mit ihrem Business erfolgreich in die Sichtbarkeit gehen konnte.

Wenn es um Erfolg und Durchsetzungskraft geht, schaue ich mir zuerst die Vaterlinie an. Der Vater steht unter anderem für Verwurzelung, Rückgrat, Durchsetzungskraft, Klarheit, Leadership, Erfolg und Geld. Sybilles Vater war für sie ein großartiger Vater. Sie hatte keine klassische Vaterwunde. Allerdings fühlte ich »hinter« dem Vater eine Lücke. Deshalb fragte ich sie, wer hinter dem Vater eine Lücke hinterlassen hatte. Sie erzählte mir, dass ihre Tante, die Schwester des Vaters, mit 14 Jahren von der Mutter in ein Heim gegeben worden war, weil sie zu ausgiebig mit Jungs unterwegs war. Der

Vater der Tante sagte nichts dazu, und so war sie für 4 Jahre fern von zu Hause. Ich fühlte, dass dies massive Auswirkungen auf das System hatte. Sybille hatte ein sehr nahes Verhältnis zur Tante. Dies ist ein Zeichen, dass eine systemische Verstrickung zugrunde liegt.

Im ersten Moment ist man wie vor den Kopf gestoßen, wenn man hört, dass eine Mutter die Tochter in ein Heim steckt. Es liegt nahe, diese Mutter für einen grausamen Menschen zu halten. Doch genau dies wäre eine fatale Bewertung, denn die Wahrheit des Systems liegt immer tiefer. Ich spürte, dass hinter dem Handeln der Mutter ein Schicksal und ein triftiger Grund liegen müssen, und tastete mich also langsam heran. Die Mutter sagte in der Rolle wiederholt: »Ich wollte nur das Beste für meine Tochter. Ich wollte sie schützen.« »Wovor wolltest du sie schützen?«, fragte ich. Es war spürbar, dass die Mutter selbst Opfer von Übergriffen geworden war, und das bestätigte sie. Sie weinte und es war klar, dass sie ihr Schicksal nie jemandem anvertraut hatte. Diese Wunde trug sie ihr Leben lang mit sich herum und agierte aus ihr heraus. Ihr Mann war zu schwach, konnte ihr keine starke Schulter zum Anlehnen bieten. Sybille erzählte, dass der Vater Alkoholiker war. Dies machte es nochmals nachvollziehbarer, dass die Mutter mit der Situation überfordert gewesen war und keine andere Möglichkeit gesehen hatte, als die Tochter »einzusperren«.

Sybille war während des ganzen Prozesses sehr berührt und ging sichtlich mit. Als ich die Tante fragte, wie es ihr mit dieser Information der Mutter ginge, sagte sie betroffen, dass sie so froh sei, zu wissen, dass die Mutter dies aus Liebe zu ihr getan hatte und nicht, weil sie sie weghaben wollte. Ihre Gefühle zur Mutter veränderten sich dadurch, und es folgte eine wundervolle Wiederannäherung der Tochter mit der Mutter. Sybille konnte danach die Schwere und Belastung der Tante zurückgeben, und die Verstrickung löste sich spürbar auf. Auch dem Vater war es dadurch möglich, in die Verantwortung zu gehen, und er bat um Vergebung. Es war, als ob das ganze System aufatmete. Auch Sybille kam in die Präsenz und erkannte für sich: Das Leben ist nicht länger gefährlich. Ich darf hier sein. Ich darf präsent und lebensfroh sein. Ich darf mich zeigen und sichtbar sein.

Nach einer kurzen Pause erzählte Sybille fasziniert, dass sie ihre Beine und den Kontakt zum Boden viel besser spürte. Und ein paar Tage nach der Aufstellung schrieb sie mir: »Meine Energie wandelt sich. Ich spüre viel mehr Präsenz im Körper und im Kopf. Das zeigt sich deutlich. Das ist ein großartiges Gefühl, nachdem ich so lange auf der Suche war. Ein weiterer großer Shift.«

Was wäre aber gewesen, wenn ich als Aufstellerin die Mutter verurteilt hätte? Kannst du an diesem Beispiel sehen und spüren, dass es notwendig ist, für die Heilung des Systems komplett bewertungsfrei zu sein? Wenn ich Systeme mit dem Anliegen meines Klienten oder meiner Klientin öffne, dann muss ich selbst völlig absichtslos sein. Ich bin offen, um wahrzunehmen, was das System freiwillig zeigt. Und nur das, was sich freiwillig zeigt, kann befriedet werden. Wir können das System nicht zwingen, etwas zu sein, was es nicht oder noch nicht sein kann. Deshalb lasse ich dem System die Weisheit und Würde und vertraue darauf, dass es mit mir zusammenarbeitet. Und dies gelingt mit einer absichtslosen Haltung.

Dieses Gewahrsein wollen wir auch in deinen Prozess einbinden, liebe Leserin, lieber Leser. Auch du bist auf dem Weg. Du willst, dass sich etwas verändert bei dir. Und wenn du dich dafür entschieden hast, diese Veränderung auf den Weg zu bringen, hast du schon mal einen riesigen Schritt getan.

Ganz oft passiert es, dass Menschen, die sich Begleitung und Unterstützung für ihren Prozess wünschen, eine vorgefertigte Meinung davon haben, wie das alles ablaufen muss. Sie haben nicht nur ihr Anliegen und ihr Ziel vor Augen, sondern auch den Weg dorthin. Sie wollen es in der festgelegten Zeit möglichst schnell und bitte ohne viel Tamtam erreichen – schließlich haben sie das Programm, den Workshop etc. dafür gebucht.

Diese Herangehensweise erzeugt sofort Druck. Das Ziel ist an Bedingungen geknüpft und kann sich dadurch nicht so entfalten, wie es möglich wäre und wie es das tun »muss«, um in die Heilung zu kommen. Ganz anders verhält es sich, wenn du dein Ziel in den Fokus nimmst und den Weg dahin freigibst. Das heißt: Es darf so gelingen, wie es eben gelingt.

Dafür ist wieder diese absichtslose Haltung nötig: Ich will etwas erreichen, bin jedoch offen dafür, wie es sich zeigen will und sich offenbart. Diese Haltung einzunehmen ist für viele extrem schwierig, weil wir damit aufgewachsen sind, dass so viele Erwartungen an uns gestellt wurden. Viele von uns durften sich nicht frei entfalten und waren Teil eines engen und vorgefertigten Systems. Die Konzepte, die allgemeingültig sind und unsere Gesellschaft weiterhin prägen, sind für viele kontraproduktiv, und dennoch haben wir sie angenommen. Darum gehen wir auf dem Weg der Veränderung oft genauso ungeduldig, harsch und antreibend mit uns selbst um.

Die absichtslose Haltung will also gelernt sein. Es ist eine Haltung des Vertrauens. Meine Klientinnen und Klienten stecken oft in dieser Falle. Sie schreiben mir zum Beispiel: »Ich bin so oft am Analysieren und überprüfe alles auf Sicherheit.« Dieses Festhalten macht es immer schwer, und hier hilft die folgende Aktivierung, die ich für mich herausgearbeitet habe. Sie war für mich die Brücke, die mir den Weg von »der alten Katja zur neuen Katja« baute.

Herztipp

Lies dir die folgenden Sätze ganz langsam durch und lass sie in deinem System ankommen: *Alles dient*. Das *Leben* spielt mir in die Karten. Ich vertraue dem Himmel, der mich trägt. Ich bin verbunden. Ich bin verbunden mit meiner Seele. Ich bin hier. Ich fühle mich. Ich bin verbunden mit meinem Herzen. Ich bin verbunden mit meiner Intuition. Ich bin verbunden mit meiner Wahrheit. Ich bin verbunden mit dem *großen Ganzen*. Ich bin verbunden mit den Spirits (siehe Wortverzeichnis) und bin beschützt und getragen von einer unsichtbaren Macht.

Ich mache alles neu – aus der tiefsten Liebe zu mir selbst. Ich bin frei. Ich bin ewig frei. Ich sage *Ja* zum Besten für mich. Nur das Beste für mich, nur das, was mich wirklich weiterbringt. Ich bin es wert, unterstützt zu werden. Ich bin bereit für Heilung im tiefsten Innern, denn ich weiß, dass ich von innen nach außen kreiere. Meine Liebe zu mir ist mein starkes Fundament. Ich kenne meinen Wert. Ich weiß, was ich kann. Ich weiß, wer ich bin.

Heilung geschieht. Sie geschieht leicht, so leicht. Ich sage *Ja* zu mir und zu meinem Weg. Komme, was wolle. Wolle, was komme. Ich bin da. Ich blühe auf. Ich erlaube mich. Ich empfange. Alles dient. Alles ist richtig. Ich bin frei.

Reflexionsfragen

- * Wie fühlst du dich nach diesen Sätzen?
- * Mit welchem Satz gehst du ganz besonders in Resonanz? Was nimmt dich am meisten mit? Was berührt dein Herz?
- * Denk an dein momentanes Ziel: Bist du offen, dem Weg dorthin zu folgen? Bist du mutig genug, um zu vertrauen? Und was ist, wenn alles ganz anders läuft, als du es dir vorstellst?

Mit dieser letzten Frage kommen wir zum zweiten wichtigen Teil der geistigen Heilung, der Bewertungsfreiheit.

Was machst du, wenn sich ein Problem zeigt? Verurteilst du dich? Verurteilst du dein Gegenüber? Beginnst du zu zweifeln an deinem Weg, an deinem Sein, an deinen Entscheidungen? Oder kannst du es einfach als etwas sehen, was dir auf dem Weg zu deinem Ziel dienen kann?

Fallbeispiel

Dazu als Beispiel die Geschichte einer Klientin, die sich für eine Jahresbegleitung bei mir entschieden hat. Es ging bei ihr um das Thema Erfolg als Mediatorin. Sie hatte schon einiges gemacht, doch konnte sie sich schlecht abgrenzen, und die Buchungen waren sehr spärlich. Es war alles insgesamt eher mühsam und kräftezehrend. »Es tut sich einfach wenig«, sagte sie. »Es ist alles wie eingeschlafen und tot.«

Kaum begannen wir zu arbeiten, ging es plötzlich drunter und drüber. Da war Chaos. Chaos mit ihren Kindern, mit ihrem Ex-Mann, und sie schlief schlecht. Sie war nicht erfreut und beklagte sich in unserem folgenden Call ausgiebig darüber, dass sie doch Hilfe und Unterstützung gebucht hatte, aber das Gegenteil eingetroffen sei. Sie sah den Sinn in dieser Begleitung nicht und war enttäuscht.

Ich konnte gut nachvollziehen, dass sie überfordert war. Denn da hatte sich eine sehr heftige Reaktion des Systems gezeigt. Ich fragte sie, ob sie sehen könne, dass Bewegung in das Ganze komme und diese Bewegung dazu diene, ihr eingeschlafenes Business wachzurütteln. »Ja, aber doch nicht so!«, erwiderte sie.

Ich wollte wissen, wie sie grundsätzlich mit Konflikten umgeht. »Die mag ich nicht. Denen gehe ich aus dem Weg«, war ihre Antwort. Und was wäre, wenn ihr diese dynamische Bewegung nun Meisterschaft von Konflikten schenken würde? »Ja, das will ich schon, denn ich bin ja Mediatorin. Ich werde gerufen, wenn ich zwei Parteien in einem Konflikt unterstützen soll.« Ich sagte ihr, dass es wichtig sein könnte, zunächst ihre eigene Expertise in Sachen Konfliktmanagement zu integrieren, damit sich der Erfolg im Außen einstellen kann. Das sah sie ein und machte sie betroffen. Auf meine Frage, wie sie das Drunter und Drüber einordnete, kam von ihr: »Es dient vielleicht meinem Prozess. Es bringt mich meinem Ziel, eine erfolgreiche Mediatorin zu sein, wahrscheinlich näher.« Sie entspannte sich sichtlich, und im weiteren Verlauf der Begleitung war sie fähig, anstatt zu bewerten, immer die Frage zu stellen: Wofür könnte dies ein Beitrag sein auf dem Weg zu meinem Ziel?

Spürst du den Unterschied in der Herangehensweise? Beim Bewerten einer Situation kannst du das Geschenk nicht sehen. Du übersiehst das Wachstumspotenzial, das darin enthalten ist. Du machst zu und wendest dich ab. Der Widerstand übernimmt, und der ist nicht hilfreich auf dem Weg zum Erfolg.

Dieses Bewerten können wir als einen geistig-mentalen Schnupfen sehen, und der ist in der Gesellschaft allgegenwärtig. Es wird alles bewertet. Gerade auch in den sozialen Medien ist es besonders leicht, jemanden zu bewerten und ihm das unverblümt, um nicht zu sagen respektlos, mitzuteilen.

Um eine Position einzunehmen, müssen wir erst einmal spüren, ob etwas für uns stimmig ist oder nicht. Daran ist nichts falsch. Schätzt du aber etwas als schlecht ein und bleibst bei dieser Bewertung, stoppt dich das und blockiert dich. Viel hilfreicher ist es, wenn du zwar erkennst, dass etwas für dich nicht passt, du dies aber gleichzeitig als Anlass nehmen kannst, um herauszufinden, was du für dich brauchst, damit es in deinem Leben anders laufen kann. Du kannst es selbst optimieren und korrigieren, um aus fremden Konzepten und einengenden Situationen herauszukommen. In der Bewertung zu verharren und nicht sehen zu wollen, dass dies für dich ein wertvoller Hinweis auf deinem Weg sein kann, macht, dass du dich verschließt und die Welt eher als etwas »Schwieriges und Kompliziertes« wahrnimmst.

Reflexionsfragen

* Wo bewertest du dich und dein Tun immer wieder?
* Was redest du dir schön? Welche Schwierigkeiten ergeben sich dadurch bei dir?
* Wenn du an eine momentane Schwierigkeit denkst: Was könnte das Geschenk darin sein?

Geistige Heilung in Sachen Beziehung

Es war mir lange nicht bewusst, dass ich als Heilerin grundsätzlich Mühe hatte, »einfach als Frau« eine Beziehung zu führen. Ganz automatisch »suchte« ich mir Männer, die eher aus belasteten Familien kamen. Das zog mich an, und da wollte ich sein und wirken. Jemandem zu Glück und Liebe zu verhelfen, war für mich immer sehr inspirierend. Leider war das gleichzeitig das, was meine

Partnerschaften »killte«. Welcher Mann will schon eine Therapeutin an seiner Seite haben?

Oder aber ich habe versucht, mich an einen Mann zu binden, der nicht frei war. Das ist schwierig, um nicht zu sagen unmöglich. Mehrmals war es so, dass der Mann entweder von der Mutter derart vereinnahmt war, dass ich da gefühlt keinen Platz hatte. Oder aber es war immer diese unsichtbare Wand zwischen mir und dem Mann. Wir konnten zwar »beste Freunde« oder wie Bruder und Schwester sein, doch eine normale Liebesbeziehung schien mir verwehrt. So könnte man kurzerhand behaupten: »Die Katja ist halt nicht beziehungsfähig.« Und genau so fühlte es sich an. Aber warum war das so? Warum »griff« ich immer nach demselben Schema bei Männern? Ich verstand es nicht, hinterfragte mich und fühlte mich dementsprechend unzulänglich.

Der Zugang zum systemischen Heilen gab mir auch in diesem Punkt wertvollste Antworten und ich begann zu verstehen, warum das bei mir so verzwickt war. Außerdem war es mir möglich, all diese Dynamiken und Verstrickungen zu heilen, sodass ich vor etwa 10 Jahren tatsächlich meine große Liebe kennenlernte. Ich sah ihn und wusste: Der ist anders. Und so war es. Endlich konnte ich ankommen und meine tiefsitzenden Enttäuschungen und Verletzungen heilen.

Ich weiß, dass ich meinen Mann nie kennengelernt hätte, wenn ich meine systemischen Prägungen nicht gelöst hätte. Es war, als ob ich mich auf dem Marktplatz der Männer immer bei denen aufgehalten hätte, mit denen es nicht klappte. Und jeder, den ich traf, bestätigte mir, dass es in Sachen Beziehung nicht funktionieren würde.

Mein Mann war auf einem komplett neuen Marktplatz zu finden. Den Zugang dazu hatte ich mir über Jahre und systemisch erarbeitet. Es ist eine meiner größten Errungenschaften, dass ich nach 2 gescheiterten Ehen tatsächlich mein großes Glück in der Liebe gefunden habe und mit meinem Mann eine tiefgreifend erfüllende Beziehung leben darf. (Ich gehe auf meine damals blockierenden Verstrickungen im Kapitel zu den Ebenen der systemischen Heilung näher ein.)

Es ist wichtig für dich, zu verstehen, dass die Wahl des Partners tief unbewusst geschieht. Es geschieht nach deiner inneren Prägung, die dir deine Herkunftsfamilie in die Wiege gelegt hat. Außerdem spielt es eine Rolle, ob du einen helfenden Auftrag hast und eher als eine Art Mutter Teresa Männer aussuchst, um ihnen helfen zu können, anstatt einfach eine glückliche Beziehung zu führen. Es nutzt herzlich wenig, wenn du einfach versuchst, anders über Männer oder Frauen zu denken. Es braucht eine komplette Neuorientierung, einen Paradigmenwechsel, damit du neue Erfahrungen machen kannst. Deine Identität aus der Seelenwahrheit wird andere Männer wählen als die Identität, die verstrickt ist mit der Ahnenreihe. Dieser Wandel muss in der Tiefe geschehen, denn oberflächliche Herangehensweisen werden dich keine neue Wahl treffen lassen. Auch das ganze Thema der narzisstischen und toxischen Beziehungen fällt in dieselbe Kategorie, nämlich dass du einen ebensolchen Mann oder eine ebensolche Frau wählst, weil du selbst in toxischen Mustern gefangen bist.

Herztipp

Das, was deinen Geist krank macht und dich glauben lässt, dass du in einer Beziehung nicht glücklich sein kannst, ist gelernt, übernommen und abgespeichert. Die wahre Heilung beginnt dort, wo du diese Prägungen abstreifst und zum Ursprung zurückgehst. Das heißt, dass die geistige Erkältung dort geheilt werden muss, wo sie begonnen hat. Die Heilung deines Systems ermöglicht dir, dass du neu wählen und neu denken kannst. Sie ermöglicht dir komplett neue Erfahrungen und Resultate. Die Veränderung des Denkens allein wird dir das nicht ermöglichen. Es wird sich erst dann etwas grundsätzlich verändern, wenn die Wurzel des Übels geheilt ist.

Schritt 1 ist also: Ich bin mir bewusst, dass es wichtig ist, was ich denke. Und dann folgt Schritt 2: Ich gehe in das System hinein, entwirre es und heile meine verschnupften Gedanken und Denkmuster.

Du kannst dir das auch so vorstellen, als ob du eine fehlerhafte Software in deinem System laufen hast. Anstatt dass du diese einfach etwas putzt und abstaubst, nimmst du sie ganz heraus und ersetzt sie durch eine neue, die zum einen auf deine Sehnsüchte programmiert ist und zum anderen einwandfrei funktioniert.

Reflexionsfragen

* Wie fühlst du dich in deiner Partnerschaft? Ist es dir möglich, dich tief einzulassen, oder hast du Angst vor Nähe?
* Was wünscht du dir in einer Beziehung? Bist du fähig, deine Sehnsüchte auszudrücken? Und werden diese gehört und anerkannt?
* Wie gehst du mit dir selbst und deinen Bedürfnissen um?

Diese letzte Frage bringt uns direkt zu einem weiteren Kernthema.

Geistige Heilung für Körper und Gesundheit

Der Beginn der Reise zu mir selbst und zu mir als Heilerin hat mit der Essstörung begonnen.

Meine Gesundheit war dadurch sehr gefährdet. Mein Körper litt, und meine Psyche war mehr als angeschlagen. Ich würde dir jetzt gerne sagen, dass es nach der ersten erfolgreichen Aufstellung in dieser Geschwindigkeit weitergegangen ist und ich mein Körperwohlgefühl ganz schnell wiederfand. Leider war das nicht so. Ich musste gefühlt in der ganzen Welt herumjetten, um die Hilfe zu bekommen, die mir am Ende wirklich Heilung gebracht hat.

Relativ schnell hatte ich die systemischen Verstrickungen rund um meinen Körper und um die Themen Essen, Sucht und Missbrauch gelöst. Doch meine Essstörung blieb hartnäckig in abgeschwächter Form da. Als ich mit meinem Mann in Shanghai lebte, machte sie sich wieder verstärkt bemerkbar und ich war wiederum schlimmen Essphasen ausgesetzt. Ich spürte, dass es etwas mit dieser fast unerträglichen Energie in Shanghai zu tun hatte: Das Gedränge brachte mich fast um den Verstand. Ich konnte mich nicht gut abgrenzen und spürte alles und jeden. In meiner Verzweiflung buchte ich einen Heiler namens Brugh Joy in Thailand. Durch ihn hat sich mein Leben verändert.

Damals schrieb ich in meinem Tagebuch unter anderem über die Kaufhaus-Dauerbeschallung, die ständig hupenden Autos und Menschen mit Ghettoblaster auf der Schulter. Manchmal wurde mir alles zu viel: zu viele Menschen, zu viel Lärm, zu viele Gerüche, zu viel Stress. Mit jeder Minute wuchs meine Gereiztheit. Was war nur los mit mir? Hochsensibilität.

Es war das Aha-Erlebnis meines Lebens. Nun verstand ich, warum ich manchmal am liebsten aus der Haut fahren wollte, weil mir alles zu viel wurde, meine Gedanken einfach nicht zur Ruhe kommen wollten – und ich mir ständig Sorgen machte. Ich bin hochsensibel.

Es war 2003, als ich das erkannte, und ich lebte in Shanghai. Etwa 21 Millionen Menschen und ich. Es gab keinen Platz, keine Ecke, wo ich allein war. Ich war blond, groß und anders. Und Chinesen haben kein Gefühl für Distanz. Ich zog mich, gefühlt ein Jahr lang, in unser Penthouse zurück. Ja, ein Penthouse. Das war toll, und doch fühlte es sich für mich wie ein Gefängnis an, in dem ich mich freiwillig einsperrte. Denn draußen tanzte der Bär! Immer! Laut!

Ich musste etwas tun. Ich wollte nicht mehr hochsensibel sein. Es war mir zu viel, es war mir eine Last, unaushaltbar.

Da kam der Tag, an dem ich von Brugh Joy hörte, einem Heiler. Man sagte, dass er auch bei den schwierigsten Fällen helfen konnte. Und ich war ein schwieriger Fall. Ich buchte das Ticket: Shanghai – Bangkok – Ko Samui. Zwei Tage später stand ich vor ihm und sagte weinend zu ihm, dass er mir bitte diese Sch*** Hochsensibilität wegmachen solle.

Ich klagte, dass mich das umbringe, dass ich verrückt werde, dass ich so nicht leben könne.

Und er? Er sagte: »Ich kann dir das größte Geschenk, das dir Gott gegeben hat, nicht wegnehmen. Lerne, damit umzugehen. Lerne, dich abzugrenzen.« Aha. Das war's? Echt jetzt?

Ich war diesen ganzen Weg zu ihm gekommen, hatte dafür auch eine Menge Geld bezahlt, und das war alles, was er mir zu sagen hatte? Ich hasste ihn … und ich blieb sitzen! Für all diesen Aufwand wollte ich wenigstens sitzen bleiben. Es waren lange, lange Minuten. Doch ich blieb einfach sitzen. Ich schaute ihn an und fragte erneut: »Das ist die einzige Lösung? Kann man das nicht wegmachen?« Und er: »Nein, das kann man nicht wegmachen. Doch wenn du lernst, bei dir zu bleiben, wenn du lernst, dich inmitten dieser Millionen von Menschen gelassen und entspannt zu fühlen, weil du und deine Energie unantastbar sind, dann wirst du den Himmel auf Erden erleben. Und du wirst vielen, vielen Menschen helfen können.« Wieder vergingen Minuten.

Ich hasste ihn nicht mehr so sehr, aber immer noch genug, dass ich mir krampfhaft überlegte, ob ich mein Geld zurückverlangen sollte. Ich schaute ihn an: »Haben Sie vielleicht einen kleinen Tipp? Einen winzigen Hinweis, wie ich mich abgrenzen soll? Wie geht das? Ich kenne nur den Rückzug in mein Zimmer, doch ich kann nicht mein Leben lang in meinem Zimmer bleiben.«

»Ja klar«, sagte er. »Aber es wird dir nicht gefallen, was ich dir sage.« Schlimmer als die erste Botschaft kann es nicht sein, dachte ich mir. »Okay, Darling«, fuhr er fort. »Sei nicht so neugierig. Zügle deine Wahrnehmung! Du solltest nicht ungefragt fühlen, was mit dem anderen los ist! Das geht dich nichts an. Es sei denn, es fragt dich jemand um Hilfe, um Rat. Dann setze deine Gabe ein.«

Das war unfassbar! Ich verstand gar nichts mehr. Ich sollte also diejenige sein, die hier Fehler machte, und die anderen, die Chinesen, machten seiner Meinung nach gar nichts falsch? Er schaute mir in die Augen und sagte: »Wenn du möchtest, schlaf eine Nacht darüber. Dann kommst du morgen wieder, und wir reden darüber.« Trotzig zog ich ab.

In dieser Nacht schlief ich nicht – und langsam, aber sicher meldete sich eine Stimme in mir, die mir zuflüsterte: »Es könnte sein, dass er recht hat.« Am nächsten Morgen ging ich wieder zu ihm, immer noch trotzig, aber ich ging. Er schaute mich an, liebevoll und warmherzig, und fragte: »Darling, bist du immer noch wütend? Bist du immer noch am Kämpfen oder bist du bereit, dein Leben zu verändern?«

Ich begann zu weinen. Ich weinte so sehr und wusste nicht, wo all die Tränen herkamen. Und er nahm mich in den Arm. Er hielt mich einfach fest. »Du bist wertvoll, Darling. Du bist wichtig. Du musst niemandem helfen, wenn er dich nicht darum bittet. Wenn du das lernst, dann wirst du eine glückliche Frau und eine sehr erfolgreiche Heilerin werden.«

»Ja, ich will das«, hörte ich mich sagen. Und das war der Anfang einer wundersamen Reise. Ich blieb weitere zwei Wochen in Thailand und lernte von ihm. Ich sog alles auf, was er sagte, was er tat. Ich bewunderte ihn und mein Hass verwandelte sich in Liebe. Beim Abschied sagte er: »Und nun gib das

Wissen weiter. Es gibt viele da draußen, die so sind wie du. Das ist gut so. You will change the world.«

Und so mache ich, was ich bei ihm gelernt habe. Ich gebe das Wissen weiter, die Tools und diese innere Haltung, die sich in dieser Zeit in Thailand in jeder meiner Zellen festgesetzt hat. Ja, er hatte recht. Ich bin eine glückliche, gesunde Frau geworden und nutze meine Gabe, mein Talent der Hochsensibilität nur dann, wenn ich darum gebeten werde. Sie wurde vom Fluch zum Segen. Danke Brugh Joy!

Der größte Dank gilt jedoch mir selbst. Danke Katja, dass du damals nicht trotzig nach Hause geflogen bist, sondern allen Mut zusammengenommen hast und so dein Leben von der Hölle in den Himmel verwandeln konntest.

An der Beschreibung meiner Begegnung mit Brugh Joy erkennst du ganz deutlich, wie sehr ich damals noch in Bewertung und Erwartung gefangen war. Ich buchte den Heiler mit der fixen Vorstellung, dass ich zu ihm fliegen würde, er mich in Nullkommanix heilte, indem er alles Lästige wegmachte, und ich dann »happily ever after« mein Leben in vollen Zügen in Shanghai genießen können würde. So der Plan, so die Vorstellung und Erwartung. Wenn du es dir durchliest, erkennst du auch, wie sehr ich außerdem in Sachen Geld in der Bewertung war: Ich habe so und so viel bezahlt, dafür will ich jetzt genau das und will es genau so. Und man sieht, wie schwer ich es mir dadurch machte. Ich war im Widerstand. Trotzig und verschlossen.

Warum war das so? Ich war doch bereit für Heilung? Es lag daran, dass ich in einem Umfeld der anhaltenden Bewertung und Erwartung aufgewachsen bin. Die Erwartungen an mich waren klar. Ich hatte zu leisten, zu gehorchen, und zwar innerhalb der sehr engen Leitplanken, die man mir setzte. Fürs Leisten bekam ich keine Liebe, aber wenigstens blieb die Bestrafung aus. Wenn ich nicht leistete, gab es Entwertung und Ignoranz. Es war hart für mich, denn ich war auch einer gewissen Unberechenbarkeit ausgesetzt. Ich wollte ja lernen, welche Regeln gelten und was ich beachten muss, um mich zugehörig und geliebt zu fühlen. Doch die Regeln waren je nach Lust und Laune immer wieder anders.

Diese Atmosphäre herrschte auch in meinem Innenleben. Ich funktionierte nach denselben strengen und rigorosen Maßstäben. Zack, zack oder gar nicht. Wenn ich nicht erreichte, was ich mir in den Kopf gesetzt hatte, war ich schier unerbittlich mit mir. Und so behandelte ich mich selbst zu Beginn meiner Heilreise und demnach auch die anderen. Ich war misstrauisch, streng und unnahbar. Ich hatte hohe Erwartungen, analysierte und bewertete alles knallhart und akribisch. Es dauerte lange, bis ich in Kopf, Herz und Bauch begriff, dass ich mir damit so unendlich viele Steine in den Weg legte. Und es dauerte nochmals, bis ich liebevoll, nachsichtig und mit Leichtigkeit mit mir und meinem Weg umzugehen lernte.

Bei Brugh Joy lernte ich, mich und meine Fähigkeiten wertzuschätzen und zu lieben.

Ich war der Wahrnehmungsfähigkeit zuerst hilflos ausgeliefert, konnte sie weder steuern noch kontrollieren. Später wurde mir bewusst, dass ich auch hellsichtig, hellfühlig und hellhörig bin. Allesamt großartige Talente für eine Heilerin. Jedoch hatte ich nie die Chance zu lernen, wie man damit ein normales Leben führen kann. Es war Brugh, der mich das Handwerkszeug des Heilens lehrte. Und die wichtigste Lektion war, dass der Heiler gut auf sich selbst achten musste. Ich musste mich an die erste Stelle setzen. Nicht das Heilen anderer kommt zuerst, ich komme zuerst. Das war für mich anfangs gänzlich gegen meine Natur. Doch Brughs innere Haltung und sein Erfolg überzeugten mich. Ich lernte ihn kennen, wenn er im Heiler-Bewusstsein war, und ich lernte ihn kennen, wenn er nicht heilte. Dann war er ein ganz normaler Mann. Dies zu sehen und mitzuerleben, war zutiefst heilsam und gab mir einen Eindruck davon, wie ich es selbst schaffen konnte.

Ein normales Leben führen als Heilerin – Mama sein zu können, Frau sein zu können, lustig und froh sein zu können, normal essen zu können, das waren alles tiefe Sehnsüchte, für die mir Brugh Joy die Türen öffnete. Er machte mir klar, dass eine Heilerin bereits mehrere Inkarnationen mit dieser Gabe hinter sich hat. Die meisten Heiler waren verwundete Heiler. Sie haben sich selbst immer wieder vernachlässigt, sich hintangestellt, oder sie wurden für ihre Arbeit an den Pranger gestellt oder gar ermordet. (Man denke an dieser Stelle an die Hexenverbrennungen im Mittelalter.) Es waren also tiefe Wunden zu heilen im Archetypus der Heilerin. Für dieses Gewahrsein öffnete er mich. Meine geistige Heilung wurde wie durch einen Katalysator auf das nächste Level katapultiert. Ich begann mit dem Herzen zu begreifen, dass ich seelensystemisch einem Archetypus zugehörig bin, der verlangte, dass ich als Erstes lerne, gut auf mich selbst zu achten. Sonst ging es schief. Und so machte es plötzlich Sinn, dass ich solche Mühe hatte mit Essen. Essen sollte etwas Normales und Natürliches sein. Für mich war es das aber nicht. Ich konnte nicht einfach essen, um genährt zu sein. Essen war für mich das Mittel gegen jede Über- oder Unterforderung. Ich missbrauchte das Essen, um meine Gefühle zu regulieren, die ich nicht kontrollieren konnte. Entweder betäubte ich mich gänzlich mit einer Essattacke, nach der ich wie unter Drogen regungslos dalag, oder ich versuchte alles runterzuschlucken, was ich im Außen wahrnahm. Es schien mich zu beruhigen. Bei Brugh Joy wurde mir bewusst, dass eine verwundete Heilerin völlig offen und ungeschützt Energien von außen aufnimmt. Diese Energien und Gefühle sind so überwältigend, dass sie nicht eingeordnet werden können. Nach und nach lernte ich, mit meinen Gefühlen und meiner Wahrnehmungsfähigkeit umzugehen und mich abzugrenzen. So wurde es mir auch möglich, normal zu essen.

Es waren all die Prägungen und Schatten, die mich überessen ließen. Ich konnte meine innere Wahrheit erkennen.

Ich bin eine Heilerin. Das ist wie Nach-Hause-Kommen – und zu Hause kann ich ganz normal essen.

Für meine geistige Heilung war es also essenziell, zu verstehen, dass es nicht nur das Herkunftssystem ist, das belastet und verstrickt sein kann. Es ist genauso wichtig, anzuerkennen, mit welchem Auftrag man auf diese Welt gekommen ist. Mit einem helfenden und gar heilenden Auftrag hier zu sein, bringt viele Themen mit sich. Diese werden weder in Schulen noch in den Familien gelehrt und angesprochen. Darum irren viele Heiler und Heilerinnen herum auf der Suche nach Anleitung, wie Leben gelingen kann.

Vielleicht hast du zu diesem Buch gegriffen, weil auch du in irgendeiner Art und Weise einen helfenden, heilenden Auftrag hast. Und vielleicht bist du, wie ich damals, ebenfalls auf der Suche nach Anleitung, wie man glücklich lebt, liebt und gedeiht.

Es ist mir ein Anliegen, dir einen wichtigen Schlüssel an die Hand zu geben. Der Schlüssel öffnet dir die Tür für das Bewusstsein, dass die Welt (noch) nicht geschaffen ist für Menschen mit heilendem Auftrag. Heiler und Heilerinnen werden gesellschaftlich nach wie vor in gewisser Weise auf den Scheiterhaufen gestellt. Es kann passieren, dass man als Scharlatan oder Betrügerin hingestellt oder zumindest nicht ernst genommen wird. Menschen mit helfendem und heilendem Auftrag sind in der Regel völlig unterbezahlt. Auch das ist ein Zeichen für die fehlende Wertschätzung dieser wichtigen Arbeit. Auf dem Feld der Heilberufe sind es einzig die Ärzte (und Psychotherapeuten mit Approbation), die auch monetär die Anerkennung bekommen, die sie verdienen. Dies ist dem jahrelangen Studium geschuldet, und ihr Tätigkeitsbereich wird dadurch eher der Wissenschaft zugeordnet. Was man dabei vergisst, ist, dass Ärzte und Ärztinnen in Wahrheit Heiler und Heilerinnen sind. Die Welt braucht Heilung. Die patriarchalischen Strukturen, die ein »immer schneller und höher« fordern, treffen heftig auf das feminine Sein eines Heilers. Wir dürfen uns ermächtigen und uns erlauben, anzuerkennen, dass unser Wirken, Tun und Sein von großem Wert für die Gesellschaft ist. Es braucht Durchsetzungskraft mit femininer Power, damit wir den Platz in der Gesellschaft einnehmen können, der uns zusteht. Auch dies sehe ich als eine meiner Aufgaben. Ich traue mich, Heilerin zu sein. Ich traue mich, mich so zu nennen. Ich traue mich, damit erfolgreich zu sein. Und ich traue mich, dafür mindestens so viel Geld zu verlangen wie ein CEO einer Bank. Es braucht ein Umdenken in der Gesellschaft. Unser Berufsfeld darf anerkannt werden. Jeder Pfleger und jede Krankenschwester, jede Masseurin und jeder Energetiker, jede Künstlerin und jeder Sozialarbeiter sollen mit ihrem Tun und Wirken genug Anerkennung und Geld verdienen, damit sie ein wertvoller Beitrag für die Welt sein können.

Als ich selbst begann, mir dies zu erlauben, veränderte sich mein Gewicht nach und nach. Es war faszinierend zu beobachten, dass ich Schwere abgeben konnte. Zum einen wusste ich nun, wie ich mich abgrenzen konnte, und zum anderen schätzte ich mein Wesen als Heilerin so sehr, dass es für mich nicht länger Fluch, sondern Segen war. Es war, als ob mein Körper aufatmen konnte.

Herztipp

Und hier noch ein Gedankenanstoß zum Thema Gewicht: Was wäre, wenn Themen rund um das Gewicht nicht nur mit Tipps über die richtige Ernährung und mehr Bewegung behandelt würden, sondern mit den Erkenntnissen darüber, dass es auch um die Energien geht, die man um sich herum wahrnimmt und irgendwie verdauen muss. Bei mir ist es so, dass mein Körper in der richtigen Umgebung zum einen weniger Essen verlangt und zum anderen dieses auch leichter verdaut. Außerdem musste ich mich und mein Sein zuerst erkennen und richtig einordnen, um am rechtmäßigen Platz auf dieser Welt anzukommen. Dies hatte zur Folge, dass ich ins Gleichgewicht kommen konnte. Was wäre, wenn diese Erkenntnisse helfen könnten, Menschen mit Übergewicht zu unterstützen, in ihr Wohlfühlgewicht zu kommen?

Hinzu kommt die Erkenntnis, dass mein Körper nochmals viel an Schwere loslassen konnte, als ich lernte, mich und meinen Weg nicht länger strengen Bedingungen und festgesetzten Erwartungen auszusetzen. Mein Körper sehnte sich nach Absichtslosigkeit und Bewertungsfreiheit, nach Abgrenzung und authentischem Sein. Erst dann konnte er zur Ruhe kommen und das Wohlfühlgewicht finden, das ich nun habe.

Geistig-mentale Heilung hat ganz viel mit Klarheit zu tun. Klarheit darüber, wer du bist, woher du kommst und wie du mit den Menschen um dich herum verbunden bist. Es hat ganz viel mit dem Bewusstsein zu tun, dass es so viel Unentdecktes gibt, was wir mit bloßem Auge nicht sehen und was dennoch eine unglaubliche Wirkung auf uns hat.

Darum einmal mehr die Einladung an dich: Mach dein Herz auf beim Lesen. Sei möglichst unvoreingenommen und in einer bewertungsfreien Haltung. So kann sich in dir etwas transformieren und verändern.

Reflexionsfragen

* Wie stehst du zu deinem Körper? Welche bewussten oder unbewussten Erwartungen hast du an deinen Körper?

Welche Krankheiten und Symptome begleiten dich immer wieder?

* Was könntest du heute an deiner inneren Haltung verändern, damit es deinem Körper besser geht?
* Könnte es sein, dass du einen helfenden und heilenden Auftrag hast? Und was würde das für dich bedeuten?
* Kannst du dich gut abgrenzen?

Wie du vom Autopiloten zum gesunden inneren Kompass kommst

Leben statt einfach nur funktionieren, seinen Weg bewusst und selbstbestimmt gehen statt nach den Vorgaben der anderen – ein Wunschtraum, der Wirklichkeit werden kann.

Vom Schmerz ins Glück

Wie finden wir den Weg weg vom Schmerz und hin zu mehr Glück? Was kann ein Auslöser sein, damit wir losgehen?

Seit über 20 Jahren arbeite ich mit Menschen – und wahrscheinlich schon ein Leben lang mit mir selbst. Bewusst wohl erst seit etwa 30 Jahren. Rückwirkend betrachtet ist der Grund, warum ich damals losgegangen bin, dass ich mein Herz wieder aufmachen wollte. Ich wollte es zurückholen, zurückerobern. Das kann ich hier und heute mit meinem jetzigen Bewusstsein erkennen. Damals, als ich losging, wollte ich den Schmerz einfach nur nicht mehr spüren. In mir war diese Stimme: »Ich will den Schmerz nicht mehr fühlen! Kann bitte dieser Schmerz aufhören!«

Und das ist die Gemeinsamkeit, die ich mit meinen Klientinnen und Klienten habe, wenn sie zu mir kommen. Sie kommen und sagen: »Katja, mach den Schmerz, die Schwere und den Stress weg!« Möglicherweise ist das auch deine Motivation, weshalb du zu diesem Buch gegriffen hast. Vielleicht weißt du nicht so genau, *was* du willst, sondern sehnst dich nur danach, dass dieser blöde Schmerz, diese unerträgliche Schwere und dieser nicht zu stoppende Stress aufhören. Du weißt also viel besser, was du nicht mehr willst.

Herzlichen Glückwunsch! Das ist der erste Schritt auf deiner Reise zu deinem befreiten Selbst. Diese Sehnsucht nach Befreiung, diese Sehnsucht nach Leichtigkeit, Lebensfreude und Loslösung von der Schwere und Belastung – da fangen wir an.

Bei mir hat sich damals dieser Schmerz auf vielfältige Weise gezeigt:

- Panikattacken
- Essattacken, Übergewicht (30 Kilo über meinem Wohlfühlgewicht), Besessenheit in Bezug auf Essen bzw. Hungern
- Gedankenkreisen, Orientierungslosigkeit und Verwirrung
- Unerklärliche Kopf- und Gliederschmerzen
- Wut, Mutlosigkeit und depressive Verstimmungen
- Ich fühlte mich damals überwiegend hilflos, überfordert, schutzlos, ausgeliefert, verzweifelt, »zu sensibel«, unverstanden, abwechselnd himmelhochjauchzend und zu Tode betrübt.
- Ich bin zu Unrecht angegriffen und für Fehler verantwortlich gemacht worden, die ich nicht begangen hatte.
- Zwei gescheiterte Ehen, scheinbar den falschen Griff bei Männern
- Wiederkehrende Enttäuschungen in privaten wie beruflichen Beziehungen

Wie du siehst, war ich maximal emotional instabil und im Drama-Modus gefangen. Diese Verfassung braucht immens viel Energie, Kraft und Ressourcen.

Bei meinen Klientinnen und Klienten zeigt sich der Schmerz unter anderem so: Zweifel und Ängste, Migräne, Stress, Überforderung und Überlastung, wiederkehrende Infekte, Frustration und Hilflosigkeit in der Partnerschaft,

Verstummen und innere Erstarrung bei schwierigen Gesprächen, schwierige Kinder, Unfähigkeit, traumatische Erfahrungen zu erkennen und loszulassen, unfreiwilliges Single-Dasein, Geldprobleme, Probleme im Beruf, Erfolglosigkeit, nicht wissen, was ihre Berufung und Vision ist.

Außerdem fühlen sie sich oft schutzlos, ausgeliefert, verzweifelt, »zu sensibel«, unverstanden, himmelhochjauchzend und zu Tode betrübt, emotional instabil.

In dieser Verfassung ist man auf Autopilot und im Drama-Modus gefangen. Und das Gemeine dabei ist: Du tust, tust, tust – bis zur Erschöpfung. Du reagierst dabei aber nur aus diesem emotionalen Zustand des Dramas bzw. des Traumas heraus. Du handelst nicht aus dir selbst heraus und mit der Gewissheit, dass es in deiner Hand liegt, und darum hast auch Gefühle wie Hilflosigkeit etc.

Von der Verwirrung in die Klarheit

Und was ist die Gemeinsamkeit bei all den hier aufgelisteten Problemen? Als Systemikerin lautet meine Antwort: Es liegt an dysfunktionalen Prägungen, Mustern und Verstrickungen in den Systemen, von denen du ein Teil bist: Familie, Gesellschaft, Arbeit, Ahnen etc.

Du bist selbst also nur bedingt schuld an deinem Unglück. Ich verwende ganz bewusst das Wort »schuld«, weil es sich für dich vielleicht so anfühlt. Viele Menschen empfinden es so. Sie fühlen sich selbst für ihre Misere verantwortlich, weil sie scheinbar unfähig sind, voranzukommen.

Ich möchte dir sehr gern einen Teil dieses Rucksacks, der mit Schuld- und Schamgefühlen gefüllt ist, abnehmen, denn:

- Du bist nicht schuld.
- Du bist nicht unfähig.
- Du bist großartig.
- Du hast alles in dir, was du brauchst.

In der Uressenz ist alles heil, und da liegt ganz viel Potenzial von dir. In deiner Seele ist alles da. Du bist nicht kaputt. Du bist jetzt schon ganz. Und das, was ich dir in den nächsten Kapiteln vermitteln möchte, kann dich wieder verbinden mit deinem Herzen, deiner Essenz, deiner Seele. Dabei lernst du auch, alles Toxische loszulassen, was dich jetzt noch von deiner Ganzheit trennt. Denn du spürst und fühlst dich dann wieder in deiner Ganzheit und vollen Kraft.

Das, was du bisher gelebt hast, ist etwas, was du von deiner Familie, deinem Umfeld und der Gesellschaft übernommen hast. Wir lernen unbewusst von frühester Kindheit an, wie Liebe geht, wie Partnerschaft geht, wie Gesundheit, Lernen, Erfolg, Selbstermächtigung und Geldverdienen gehen und wie das Mutter-Sein, Frau-Sein, Vater-Sein, Mann-Sein usw. gehen.

Wir lernen leider wenig darüber, was wir als erstrebenswert und leicht empfinden und wie wir das Leben in seiner Ganzheit verstehen. Wir werden durchprogrammiert und lernen durch Nachahmung. Das ist nicht per se etwas Schlechtes. Der Mensch ist so, er lernt durch Nachahmung. Es wird aber zum Problem, wenn das Leben, das daraus entsteht, dich unglücklich macht.

Nehmen wir Liebe und Partnerschaft. Wenn du hier unbewusst das Programm der unglücklichen, toxischen Beziehung deiner Eltern oder Großeltern ablaufen lässt, hast du kaum eine Chance, vollkommenes Glück in deinen intimen Beziehungen zu erleben. An diesem Punkt zeigen dir dein Herz, deine innere Wahrheit und vielleicht sogar dein Körper mit unerklärlichen Symptomen, dass du dich frustriert, wütend und nicht verbunden fühlst. Du merkst zunehmend, dass du oft gegen eine Wand redest und weder gehört noch verstanden wirst, dass du immer wieder auf denselben Typ Mann triffst, der dich spiegelt und dir zeigt, dass etwas in dir noch nicht heil ist.

Diese Programme bestimmen dich und das ist der Punkt, an dem meine Klienten und Klientinnen sagen: »Katja, was ist das, dass mir immer wieder dasselbe passiert? Ich weiß doch, dass mich das nicht glücklich macht. Warum tue ich Dinge, von denen ich weiß, dass ich sie nicht tun sollte? Warum passieren mir immer wieder Dinge, die mich hilflos und enttäuscht zurücklassen? Warum ist das noch immer nicht gelöst bei mir, obwohl ich schon so viel daran gearbeitet habe?«

Manchmal ist da jemand in einer Luxus-Situation. So wie das bei mir damals war. Ich hatte Haus, Kinder und Geld. Es war scheinbar und nach außen hin alles gut. Und trotzdem war ich zutiefst unglücklich, fühlte mich allein und habe mich so sehr geschämt dafür. Ich konnte mich nicht mit dieser Fülle verbinden. Ich habe sie nicht gefühlt.

Ich konnte sie nicht nehmen und nicht genießen. In dieser ganzen Bandbreite können sich Schmerz und Leid bewegen.

Viele Menschen ärgern sich sehr darüber, dass es ihnen so viel besser geht als anderen Menschen, sie diese Fülle aber nicht annehmen können. Sie müssten glücklich sein, fühlen sich aber nicht so. Andere wiederum, deren Schmerz völlig nachvollziehbar ist, weil ihnen etwas Schlimmes zugestoßen ist, finden manchmal sogar leichter auf diesen Weg, weil sie einen offensichtlichen Grund haben, um sich Hilfe zu holen. Das scheint ein Widerspruch zu sein. Doch tatsächlich ist es leichter, an den Punkt zu kommen, etwas verändern zu wollen, wenn der Schmerz nicht mehr zu ertragen ist.

Es ist vergleichbar damit, wenn man sich den Arm gebrochen hat. Das ist offensichtlich und wird vom Umfeld verstanden. Es macht dann eher Sinn: Es ist für alle sichtbar und klar, dass es da eine Verletzung gibt.

Doch Schmerz, Stress und Schwere können sich auch auf emotionaler, seelischer und mentaler Ebene zeigen, also unsichtbar und so subtil wirken, dass sie eben auf unerklärliche Weise Körper, Geist und Seele in Mitleidenschaft ziehen. Viele beginnen in solchen Situationen, sich abzulenken und lernen, so zu tun, als ob alles in Ordnung sei. Sie überlächeln ihren Schmerz, obwohl sie still und heimlich leiden.

Herztipp

Hier habe ich eine Übung für dich, die ich oft während meiner Sessions und Workshops mit meinen Klienten und Klientinnen mache.

Als Erstes nimmst du einen Polster in deine Hände und lässt mal all deine Schwere dort hineinfließen. Stell dir vor, dieses Kissen ist magnetisch und zieht förmlich alles aus dir heraus, was dich gerade belastet. Wenn du dann das Gefühl hast, dass alles im Kissen ist, was gerade raus will, stellst du dir vor, dass dieses Kissen nun abgeholt wird, und zwar genau von dem Menschen, von dem du oft Schweres (er)tragen musstest. Dir gelingt es, dieses Kissen an ihn abzugeben und du lässt dabei jede Bewertung sein. Du bist einfach dankbar, dass dieser Mensch seine Verantwortung annimmt. Bedanke dich und spüre, wie sich dein Herz nun anfühlt.

Schmerz loslassen, Glück einladen: Ein Transformationsprozess

Lass uns nun beginnen, Altes loszulassen und den Boden für Neues vorzubereiten. Hier gibt es verschiedene Stationen, an denen du einen Transformationsprozess durchläufst. Wie im vorigen Kapitel beschrieben, musst du zuerst erkennen, dass du auf Autopilot fährst. Du musst erkennen und verstehen, wo das herkommt und was du unbewusst als gegeben erachtest und nachlebst.

Danach gilt es, diesen Ursprüngen Raum zu geben. Und sie zu heilen, damit du sie in Frieden loslassen kannst. Hier wirst du frei und fähig, neuen Raum für dich und deine neue Identität zu öffnen. Hier bekommst du die echte Chance, dein eigenes Schicksal bewusst zu kreieren. Hier schaffst du dir die einzigartige Möglichkeit, dein Herz zurückzuerobern und das Glück in dein Leben einzuladen.

Die Wirkung des Transformationsprozesses

Dieser Prozess vollzieht sich in 4 Schritten:

1. Sich bewusst werden
2. Heilen
3. Loslassen
4. Bewusst neu kreieren

An dieser Stelle möchte ich dich fragen, wo du gerade bist in diesem Prozess:

- Bist du dabei, dir gerade bewusst zu werden, was da auf Autopilot läuft?
- Bist du vielleicht schon dabei, gewisse Ursprünge zu heilen?
- Schaffst du es bereits, gewisse Muster erfolgreich loszulassen?
- Oder bist du gar schon am bewussten Kreieren deiner neuen glücklichen Identität?

Wo stehst du? Kann es sein, dass du in bestimmten Lebensbereichen diesen ganzen Transformationsprozess schon durchlaufen hast und stolz auf das schauen kannst, was daraus entstanden ist? Großartig! Und vielleicht merkst du gerade, dass ein anderer Lebensbereich dran ist und von dir neu erschaffen werden will. Das merkst du daran, dass du genügend Ressourcen und Energie hast, diesen nächsten Lebensbereich ins Glück zu führen. Wow, wunderschön! Bitte halte kurz inne, gratuliere dir dafür und erkenne dies an. Bravo!

Dazu ein wichtiger Hinweis aus meiner Erfahrung und Praxis: Die meisten Menschen versäumen es, nach dem Loslassen des Schwereren *sofort* ins Kreieren des *Neuen* zu gehen. Sie glauben, mit dem Loslassen des Problems sei es getan. Aber halte dir vor Augen: Mit dem Loslassen werden Raum, Kraft und Energie frei. Wenn du den neuen Raum nicht aktiv füllst, wirst du unweigerlich neue Probleme kreieren und anziehen. Darum trainiere ich diesen Schritt mit meinen Klientinnen und Klienten intensiv und möchte dir dies hier auch mitgeben.

Das Neue, die neue Identität, gilt es, aktiv und bewusst zu kreieren. Denn das war bislang nicht möglich. Genau hier wechselst du vom Autopiloten zur eigenen Schöpferkraft. Hier passieren *Wunder*, hier empfindest du das Gefühl der absoluten Befreiung.

Das ist der Moment, der dich wieder lebendig, leicht und lebensfroh macht, der dir das Gefühl vermittelt, »ein echtes Leben zu haben«. Das fühlt sich an, als ob du in einen magischen Raum eintrittst, in dem dir das Glück die Hand reicht und dir die Fülle ein Lächeln ins Gesicht zaubert. Hier kullern Tränen der Freude und Erleichterung. Hier legst du dich in die Hängematte und schaust verzückt in den Sternenhimmel, weil nun die Sterne viel heller strahlen als je zuvor.

Das fühlt sich an, als ob du frisch verliebt bist oder du eine Reise in ein Land machst, das du zum ersten Mal besuchst. Hier entdeckst du Schätze und Schönheiten, die du dir vorher nicht einmal vorstellen konntest. Du hast endlich den Schlüssel zu diesem Neuen, und du weißt: Jetzt bin ich da. Endlich.

Es wird dir wie von selbst die Ritterrüstung abgenommen. Du verlässt die Kampfarena und trittst in diesen Raum, wo Himmel und Erde sich berühren. Es sind Qualitäten wie Entspannung und Ruhe, Gelassenheit und Leichtigkeit, Lebensfreude, Klarheit, Mut, Kraft, Energie und erholsamer

Schlaf. Dein Kind hört dir zu und kann Verhaltensauffälligkeiten ablegen, dein Partner schenkt dir Blumen und versteht dich endlich mit all dem, was du ihm schon immer sagen wolltest.

Was im Laufe dieses Prozesses verschwindet, sind Drama, Rückzug, Erstarrung, Sprachlosigkeit, Verwirrung, Chaos und Überforderung. Du bist nicht länger so schnell beleidigt und musst dich nicht zurückziehen. Du machst anderen keine Vorwürfe mehr. Suchtverhalten hört auf und endlose Wiederholungsschleifen stoppen. Das Gefühl der Ohnmacht verschwindet. Deine Unsicherheit und Angst schwinden. Du wirst nicht länger übersehen oder überhört. Du fühlst dich nicht länger ausgeschlossen und ungeliebt. Tiefe Trauer und unerklärliche Wut verschwinden. Zweifel, die dich im Griff hatten, gibt es nicht mehr.

Das alles wird transformiert. Du lässt das alles los, und so wird unendlich viel Energie frei, die du als Kraft und Zuversicht erlebst.

Ich weiß, dass das für dich jetzt noch unvorstellbar zu sein scheint, weil du ja momentan einfach weg willst von Schmerz und Stress. Lass es uns deshalb Schritt für Schritt angehen.

Deine neue Identität

Stell dir vor, es klopft an der Tür. Du öffnest sie und das Glück steht da. Das Glück möchte bei dir einziehen. Machst du wieder zu oder bittest du es herein, um herauszufinden, in welchem Lebensbereich dieses Glück nun bei dir einziehen will?

Hier und jetzt kommt ein großer Moment, ein goldener Moment für dich. Hier kommt dein Warum auf die Bühne. Wir öffnen den Raum zu deinem Warum, also zu deiner Bestimmung. Denn dann kann dein Glück sich sehr leicht bei dir ausbreiten und wirken.

Bist du verbunden mit deinem Warum, gelingt es dir, dein Herz für deine tiefste Sehnsucht, für deinen Ruf und deinen Sinn im Leben zu öffnen. Und genau das, liebe Leserin, lieber Leser, machen wir jetzt.

Dein Warum ist dieses Wesen, das dir Auskunft gibt über das, was du wirklich erreichen, erfahren, lernen, teilen oder meistern möchtest. Dein Warum ermöglicht dir den Zugang zu dem, was dich aus tiefstem Herzen freuen und stolz machen wird. Es verlinkt dich mit Ideen, die du schon lange hast und immer wieder in die Schublade packst, weil du denkst, dass jetzt nicht der richtige Zeitpunkt dafür ist, dass du schon zu alt dafür bist oder es jetzt zu spät ist. Dein Warum gibt Auskunft über das, was dich ruft und was mit deiner inneren, treibenden Kraft verbunden ist. Du bist im Hier und Jetzt mit deinem Herz und mit deiner Seele verbunden.

Ich führe dich zu diesem Punkt. Du wirst spüren, wie deine Schultern sich entspannen und der Griff um dein Herz sich lockert. Die Menschen, die das schon erlebt haben, melden mir zurück: Ich habe das erste Mal wieder weinen können. Ich habe meine Vision endlich empfangen. Ich habe mein Herz gespürt. Ich habe mich lebendig und groß gefühlt. Ich bin verbunden mit dieser Kraft aus Mutter Erde und dem Vater Himmel. Ich spüre, dass ich jetzt ein echtes Leben haben werde.

Reise in dein Herz

Du kannst dich jetzt entspannen. Es folgt die meditative Reise zu deinem Warum und damit zur Verbindung mit dem Herzen. Lies dir den Text in Ruhe durch. Nachher kannst du dir auch die Audiodatei dazu anhören (siehe dazu vorn die Infos zum Downloadbereich meiner Website) oder du kannst den Text auch für dich selbst einsprechen. Wahrscheinlich ist es hilfreich, diese Meditation mehrmals auf dich wirken zu lassen. Vielleicht magst du diese Übung über eine ganze Woche hinweg jeden Tag machen. Sie kann dich so tiefgreifend berühren, dass du anstrengungslos etwas komplett Neues erfahren kannst.

Meditationstext – geführte Reise in dein Herz
Du stehst am besten auf. Dreh zuerst deinen Lieblingssong auf und tanze. In all meinen Räumen ist das Tanzen ein wichtiges Element. Denn ich weiß, dass es essenziell ist, den Körper immer mitzunehmen. Über die Musik und die Bewegung kommst du sehr leicht in den Körper und öffnest dadurch ein Feld, das dir neue Möglichkeiten eröffnet. In dieser Präsenz und während du tanzt, stellst du dir vor, dass du ins Feld deiner unbegrenzten Möglichkeiten, deines tiefen Warum trittst.

Dann siehst du einen Schritt vor dir den Platz deines Warum. Es hat schon auf dich gewartet und du freust dich auf dieses Warum. Du lässt jetzt alles außen vor, was du glaubst zu wissen über dein Warum. Deine innere Haltung ist: Ich kann es nicht wissen, ich muss es nicht wissen. Ich lasse mich überraschen.

Geh mit einem großen Schritt auf den Platz und mach die Augen zu. Du lässt dir über die Füße Energie von Mutter Erde zufließen, damit du nicht abhebst. Damit du ein Warum empfängst, das dir wirklich möglich ist. Ein Warum, das du wirklich auf die Erde bringen kannst. Gleichzeitig öffnest du dich nach oben hin im Kronenchakra (siehe Wortverzeichnis) und verbindest dich mit den Spirits, mit dem Universum, mit Gott – wie auch immer du es nennen möchtest. Du bist in diesem Moment mit Himmel und Erde verbunden. Du legst nun deine rechte Hand auf dein Herz. Du atmest in dein Herz hinein. Tief ein- und ausatmen. Dein Herz atmet mit, jeden tiefen Atemzug.

Dann lässt du in dir ein Bild aufsteigen, ein Bild von dir in deiner besten Version. Du siehst dich. Du beobachtest dich. Es ist wie ein Film. Du schaust dir zu. Bewegst du dich? Wie bewegst du dich? Wie siehst du aus? Wohin schaust du? Bist du allein? Oder sind da auch andere Menschen? Wie fühlst du dich in deiner besten Version? Hör hin, was du sagst. Was machst du? Und wer profitiert von dem, was du machst? Was fühlst du, wenn du das alles siehst? Lass das positive Gefühl aufsteigen.

Nimm das positive Gefühl mit und mach es größer. Lass es stärker werden. Mach es stärker. Trau dich, dieses Gefühl wirklich zu fühlen. Trau dich, es zu sehen. Mach die Leinwand größer und farbiger. Lass dich immer tiefer in dieses wundervolle Gefühl fallen, wenn du dein Warum lebst. Erlaube dir jetzt, es zu sehen, zu spüren. Du fühlst dein Potenzial in seiner Essenz. Du bist so offen und freudvoll, dass es dir ganz leicht gelingt. In deinem Gesicht beginnt sich ein Lächeln zu formen. Du fühlst es: Oh, mein Gott, das bin ich. Ja, das bin ich. Du gehst immer tiefer mit dir in Verbindung. Es geht ganz leicht.

Was machst du in deiner besten Version? Wie profitiert deine Gesundheit davon? Wie geht es deinen Beziehungen, deiner Familie, deinen Kindern? Wie geht es deinem Geld, deinem Erfolg? Wie geht es deinem Herzen? Was veränderst du dadurch für dich und für dein Umfeld?

Wenn du möchtest, leg ein Lied auf, das dich im Herzen berührt. Lass die Augen dabei bitte geschlossen. Nimm weiter das Wesen des Warum zu dir. Schau diesem Wesen in die Augen und sag: »Du mein Liebstes, du mein Liebster, was brauchst du hier und jetzt zuerst? Was ist die erste und wichtigste Priorität für dich? Was möchtest du, dass ich mache?«

Vielleicht weißt du es schon. Vielleicht ist es neu. Und vielleicht kannst du deinem Warum sagen: Ja, das mache ich dir möglich. Ja, hierauf lege ich den Fokus, damit ich mir ermögliche, zu dir zu werden. Du darfst aus mir herauswachsen.

Und nun komme in deiner Zeit wieder ins Hier und Jetzt. Öffne dann die Augen und schreibe für dich nieder, was du erlebt, gesehen und gefühlt hast.

Wie wundervoll, du hast nun etwas über eine Priorität von dir erfahren. Lass uns das an dieser Stelle noch etwas genauer anschauen. Deine Priorität gehört zu einem bestimmten

Lebensbereich, und wir wollen zusammen schauen, welcher Lebensbereich das ist. Damit wird es dir noch leichter fallen, auf eine bestimmte Weise zu handeln, um wirklich in die Umsetzung deines Warum zu kommen.

Das Lebensrad – wo stehst du?

Dazu verwende ich das weitgehend bekannte Modell des Lebensrades. Generell geht es hier darum, zu schauen, wie zufrieden man ist und in welchen Lebensbereichen es Verbesserungspotenzial gibt. Du schaust dir also die einzelnen Bereiche im Lebensrad an und bewertest sie auf einer Skala von 1 (gar nicht zufrieden) bis 10 (völlig zufrieden). Dann vergleichst du den Ist-Zustand mit deinem Wunsch-Zustand.

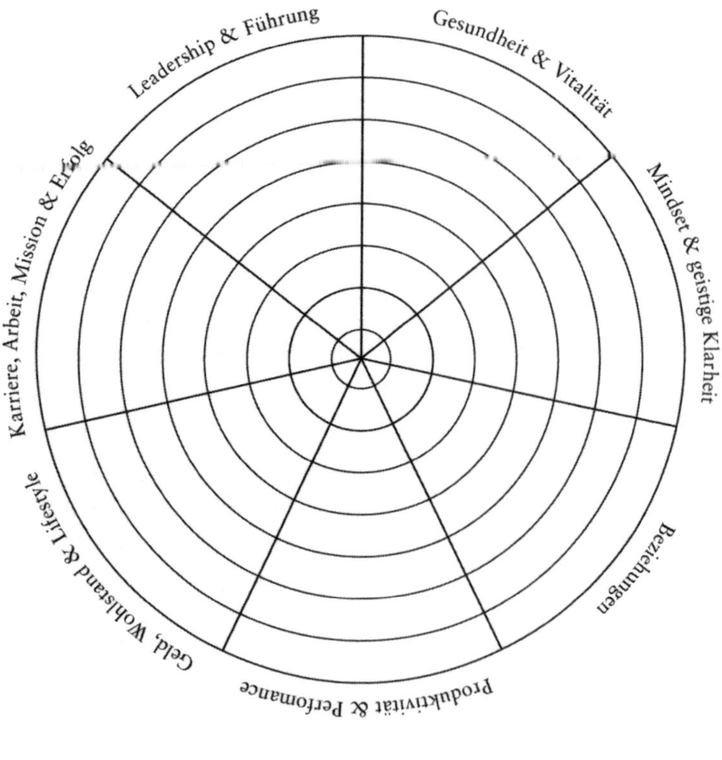

Du hast folgende Lebensbereiche:

- Gesundheit und Vitalität
- Mindset und geistige Klarheit
- Beziehungen
- Produktivität und Performance
- Geld, Wohlstand und Lifestyle
- Karriere, Arbeit, Mission und Erfolg
- Leadership und Führung

Welcher dieser Lebensbereiche ist nun für dich dran? Welcher steht gerade ganz oben auf deiner Prioritätenliste? Und was passiert jetzt gerade in diesem Bereich?

Herztipp

Hier ein Tipp für dich aus der Erfahrung mit meinen Klientinnen und Klienten: Wir wollen meist zu viel in zu kurzer Zeit lösen. Darum geben 90 Prozent auf oder kommen nicht weiter. Sie kommen nicht in die Umsetzung. Um dein Gelingen und deine Chance zu vergrößern, dass bei dir das Glück dauerhaft einzieht, nimm wirklich nur diese eine Priorität und diesen einen Lebensbereich. Und diesen nimmst du in den Fokus. Du hältst über die ganze Zeit, während du in diesem Buch weiterliest, diesen einen Fokus. Durch diesen kristallklaren Fokus wirst du sehr viel einfacher in die Befreiung kommen. Du wirst befrieden, klären, auflösen und damit dein Herz zurückerobern.

Fokussiere dich und setze deine Umsetzungskraft frei

Wenn du etwas verändern und erfolgreich transformieren willst, hilft es, wenn du es aussprichst, niederschreibst und öffentlich machst. (Wenn du magst, kannst du in meine Facebook-Gruppe kommen und mir von deinem Vorhaben erzählen. Ich verstärke dich direkt – und die Community auch.)

Was gilt es für dich zu verlernen? Um diesen Lebensbereich wirklich zum Erblühen zu bringen, musst du in der Tiefe erkennen, was du unbewusst machst, um es dir zu verunmöglichen. Welche Gewohnheiten, Erstarrungen, Muster brauchen Heilung? Denn nur wenn du deinen Fokus halten kannst und nicht länger abgelenkt wirst von Sabotageprogrammen, Verstrickungen und Dauerschleifen, kannst du an deinem Ziel ankommen. Wir werden deshalb nun gemeinsam darauf schauen, welche Ablenkungen dich bislang davon abgehalten haben, diese eine Sache wirklich zu erreichen.

Bei den Ablenkungen handelt es sich grundsätzlich um 3 Hauptverhinderer. Was ist also ungewollt deine Priorität und stiehlt dir Zeit und Energie? Welches sind die Verhinderer bei der Absicht, deinen Fokus zu halten?

1. *Angst* ist einer der Verhinderer. Wie merkst du das? Weil du im Überlebensmodus bist. Du bist im Sicherheitsdenken gefangen, versuchst zu kontrollieren und bist dabei im Kampfmodus. Nichts geht leicht. Vielleicht versuchst du, alles möglichst perfekt zu machen und verlierst dadurch Unmengen an Energie. Du hast Angst, dass du selbst und das, was du tust, zu wenig ist. Du versuchst, Schmerz und Leid zu verhindern, indem du Dramen managst, die daraus entstehen. Du bist eher reaktiv statt proaktiv unterwegs. Kaum ist die eine Katastrophe vorbei, kommt schon die nächste.
2. Ein weiterer Verhinderer, die richtige Priorität im Leben zu haben und zu halten, ist *Ablenkung durch Belohnung*. Die meisten Menschen leben auf einem so angespannten Stresslevel, dass sie nicht anders können, als sich mit etwas Ablenkendem zu belohnen. Ihr Cortisolspiegel ist hoch, und den versuchen sie damit kurzfristig zu senken. Anstatt also langfristig das Richtige zu tun,

belohnen sie sich mit etwas, was für Ablenkung und ein schnelles, aber kurzes Glücksgefühl sorgt.

- Und jetzt brauchst du gute Nerven, denn was jetzt folgt, kann dich triggern. Viele Handlungen, die ich hier aufzähle, gelten in unserer Gesellschaft als Selbstliebe-Aktivitäten.
- Ablenkung durch Belohnung kann wie folgt aussehen: Schokolade, fernsehen, trinken, rauchen etc.; du meditierst deinen Wutberg weg; du sportelst deinen Frust weg; du führst Tagebuch; du redest deine Gefühle weg; Schaumbad, Schaumbad, Schaumbad, Cappuccino, Maniküre, Pediküre, Shoppen usw.; du redest mit der besten Freundin darüber, wie furchtbar deine Eltern, dein Mann, dein Date, die Lehrer und die Politiker sind.
- Du machst alles, nur eines nicht: dich zu konfrontieren mit der Wahrheit. Und deswegen erfüllt und berührt es dein Herz nicht. Liebe Leserin, lieber Leser, ich möchte mich hier in keiner Weise lustig machen über all das. Aber es ist so wichtig, dass du verstehst, dass alles, was dein Herz wirklich möchte, ist, dem Schmerz wahrhaftig zu begegnen. Und darum führen diese Ablenkungen am Ende zu noch mehr Stress, weil es eben nur Ablenkung vom Schmerz ist und das eigentliche Problem nicht löst.

3. Und schließlich ist es auch ein Verhinderer, *Bedürfniserfüller für andere Menschen zu sein*. Ein People Pleaser und Everybody's Darling sein zu wollen, ist unter Menschen mit viel Herz ein echt großes Problem. Wir wollen dazugehören, niemanden enttäuschen, niemanden verletzen oder ablehnen und um jeden Preis selbst Schmerz verhindern. Deswegen sind viele permanent dabei, sich in andere einzufühlen, sind am Spüren, am Helfen, am Überlegen, wie man helfen könnte. Sie motivieren lieber andere und unterstützen sie in deren Hoffnung, endlich

erfolgreich und gesund zu sein, statt sich selbst zu motivieren und zu unterstützen, um das zu schaffen.

Und hier frage ich dich: Wie oft hängst du mit deinen Gedanken bei anderen Menschen? Überlegst dir, was das soll? Wie sie das meinen? Wie du reagieren könntest? Wie du es noch anders sagen könntest? Wie du dich endlich von ihnen frei machen könntest? Wie du dich abgrenzen kannst?

Das sind richtig viele Verhinderer. Kannst du dir nun einen Reim darauf machen, warum du bislang so vieles nicht umsetzen konntest? Warum du immer wieder vom Weg abgekommen bist?

Wie kommst du aus diesem Dilemma? Hier sind Heilung und Transformation gefragt. Und genau damit wollen wir auf den folgenden Seiten weitermachen. Ich werde dir erläutern, wie diese Dinge zusammenhängen, und du wirst beim Lesen daraufkommen, wo bei dir Heilung und Transformation anstehen.

Auf 4 Punkte zusammengefasst, brauchst du Folgendes, um eine Sache wirklich in der Tiefe zu transformieren:

1. Nimm den einen richtig genialen Fokus auf deine Priorität, die aus deinem Warum geschöpft wurde.
2. Erkenne und transformiere deine Verhinderer und Ablenker, damit du ohne Widerstände und mit anstrengungsloser Leichtigkeit dein Ziel erreichst.
3. Entwickle einen klaren Plan, der dir ermöglicht, Punkt 1 und 2 zu erreichen. Das kann sein, dass du dieses Buch und den Videokurs dazu durcharbeitest.
4. Wenn du dir das Glück, das du dir bislang noch nicht vorstellen kannst, ermöglichen willst, sei es dir wert, dir Unterstützung zu holen. Eine Mentorin oder ein Coach kann dich an die Hand nehmen und dich da hindurchführen. Er oder sie ist dein Reisebegleiter, der dich auf

kurzen Wegen zu tiefgreifender Transformation und Heilung führt.

Dich an diese 4 Punkte zu halten bedeutet, dass du nicht gegen deine Verhinderer ankämpfst, die im Grunde dysfunktionale Muster und Verstrickungen sind, sondern stattdessen losgehst, dich in maximaler Liebe herausforderst und deine Verhinderer erkennst und benennst. So löst du sie auf und heilst sie. Von da aus kannst du in eine neue Identität springen. Ab da kehrt Leichtigkeit in dein Leben ein. Aber nur, wenn du vorher den Mut aufbringst, dich zu konfrontieren, genau hinzuschauen und bereit bist, deinen inneren Ballast aufzuräumen und wegzubringen.

Et voilà! Jetzt haben wir den Boden bereitet, damit du die schönsten Samen des Glücks säen kannst. Denn hier sind die Verbindungen zu deinem Herzen wiederhergestellt und du kannst hören, wie es mit dir spricht. Dein Herz ist zurück, und du hörst deine innere Stimme wieder. Daher kommt diese Leichtigkeit, weil dieser Kanal nicht länger verstopft ist.

Alles fließt.

Herztipp

Es gibt einen Satz, der mich seit vielen Jahren begleitet: »The truth will set you free – die Wahrheit wird dich frei machen.« Für mich war es schwierig, wahrhaftig zu spüren und zu wissen, was ich will und was nicht. Zu sehr habe ich mich verloren in den Bedürfnissen anderer. Dadurch wurde meine Herzstimme »verstopft«, und meine Intuition war nur noch sehr leise vernehmbar. Ich musste lernen, meine Wahrheit zu hören und vor allem nach ihr zu handeln.

Ich habe damals begonnen, jeden Tag einen Satz in mein Notizbuch zu schreiben. Er begann mit: »Wenn ich ganz ehrlich wäre, dann …« Diesen Satz habe ich vervollständigt. Und es ist für mich nach wie vor erstaunlich, dass ich durch dieses Rufen der Wahrheit und das Schreiben dazu wirklich auf vieles gekommen bin, was ich tief in mir bereits wusste.

Wenn du also deine Herzstimme stärken möchtest, versuche es mal mit diesem Satz: »Wenn ich ganz ehrlich wäre, dann …« und schau mal, was da aus dir fließt.

Für innere Sicherheit: Schaffe dir deinen Safe Space

Vor Jahren habe ich einen sehr erfolgreichen Workshop für Frauen abgehalten, in dem es darum ging, dass jede für sich einen sicheren Platz, einen Safe Space, im Leben kreiert. 90 Prozent meiner Teilnehmerinnen hatten keinen eigenen Raum für sich im Haus oder in der Wohnung. Die Kinder hatten ein Zimmer für sich. Der Mann hatte sein Büro. Und die Frau? Die Küche? Die Toilette? Du weißt, dass Letzteres eher im Spaß gemeint ist, aber das war die Wirklichkeit meiner Teilnehmerinnen. Und diese Erkenntnis erschreckte sie.

Das zeigt auch, dass systemisch der eigene gute Platz fehlt. Das kann gerade uns Frauen leicht passieren, denn wir sind so erzogen, dass wir zuerst den Blick auf die Versorgung der Kinder und der Familie haben. Und wir vergessen dabei uns selbst. Doch die Quelle zu nähren, ist so wesentlich. Denn wenn die Frau das nicht macht, verliert sie sich, erschöpft sich und verschließt ihr Herz. Hier beginnen die großen Probleme für sie und für das ganze System. Denn das Herz der Frau, ihre Liebe, ist der Kompass für ihr

Glück und auch für das Wohlergehen der Familie, für das emotionale Genährtsein aller.

Raum und Zeit für dich

In diesem Workshop gab ich den Frauen den Auftrag, sich diesen fehlenden Safe Space zu schaffen. Das ist auch deine Aufgabe. Schaffe Platz für dich. Besorge dir einen schönen Sessel. Nimm farbige Kissen und kuschelige Decken. Hol dir deine Lieblingsbücher und dein Notizbuch auf ein Tischchen daneben. Sag deiner Familie, dass dies dein Platz ist und dass du hier zur Ruhe kommst. Und schau, was passiert, wenn du an dieser Stelle ein Zeichen für deine Seele und dein Herz setzt.

Damit hast du zwar jetzt einen Ort, aber hast du auch Zeit? Das ist das nächste. Schaff dir freie Zeit. Für den Anfang einmal am Tag eine halbe Stunde für dich und nur für dich.

Trag das in den Kalender ein. Du brauchst das für deine Transformation und Heilung. Du brauchst diesen Safe Space, räumlich und zeitlich.

Außerdem ist es wichtig, dass du ein Ritual für dich im Alltag etablierst, das dieses neue Ziel nährt. Du kannst zum Beispiel dieses Buch hier nehmen und in deinem Safe Space jeden Tag eine halbe Stunde damit arbeiten. Das ist schon der Beginn von Transformation und Heilung.

An dieser Stelle arbeite ich mit meinen Klientinnen und Klienten folgendermaßen, und das möchte auch dir an die Hand geben: Ich frage sie: »Was gibt dir Energie? Was nimmt dir Energie?«

Schau dir mal an, welche Rollen du in deinem Leben hast und erfüllst. Vielleicht bist du Mutter, Ehefrau, Lehrerin, Tochter, Selbstständige, Angestellte etc. Nimm dir nun dein Notizbuch und deinen Stift zur Hand und beschreibe, welche Aufgabe du in welcher Rolle hast und wie sich das jeweils anfühlt. Spür rein, welche Rolle oder welche Aufgaben dir Energie geben und welche sie dir nehmen.

Ein toller Test, mit dem du sehr schnell darauf kommst, ob dir eine Rolle Energie gibt oder nimmt, ist, wenn du sie mit einem Titel versiehst. Hier ein Beispiel.

Fallbeispiel

Eine Klientin war Lehrerin und beschrieb diese Rolle mit: »Ich bin die Babysitterin für unerzogene Kinder.« Das klingt nicht gerade sehr ermunternd, wenn man bedenkt, dass sie jeden Tag etwa 8 Stunden in der Schule verbrachte. Hier wurde klar, dass ihr das viel Energie raubte und dringend verändert werden sollte.

Ich fragte sie: »Warum bist du denn Lehrerin geworden? Was war dein Warum?«

Ihre Antwort: »Ich wollte einfach jemand sein, der Kindern hilft, sich zu entwickeln.«

Und auf meine Rückfrage »Wie könntest du denn diese Rolle aus dem Warum heraus neu beschreiben?« antwortete sie: »Dann wäre ich jemand, der Kinder erfolgreich fördert. Eine Förderin für Kinder.«

Auf meine abschließende Frage »Könntest du als Lehrerin, die Kinder erfolgreich fördert, ein anderes Gefühl für deine Arbeit empfinden?« kam von ihr: »Ich könnte mein Herz für meinen Beruf wieder aufmachen.«

Und so war es. Weil sie ihren Fokus auf das ursprüngliche Warum legen konnte, konnte sie ihr Herz öffnen. Die Begeisterung floss wieder und das Ergebnis war, dass sie innerhalb kürzester Zeit wieder Energie aus ihrem Wirken als Lehrerin schöpfen konnte.

Schau dir als Impuls zu diesem Thema den Videokurs an, zu dem du vorne im Downloadbereich den Link findest.

Reflexionsfragen

* Welche Rollen in deinem Leben sind dir angenehm und geben dir Energie?
* Welche Rolle möchtest du am liebsten abgeben, weil sie dir Energie nimmt?
* Hast du einen Safe Space bei dir zu Hause?

Der Zugang zu deiner Energie und deinem Warum

Trauma oder dysfunktionale Verhaltensmuster, das Funktionieren auf Autopilot, Schmerz und Negativität – all das wohnt in direkter Nachbarschaft zueinander und bindet massiv Energie. Mit dem Fokus auf dem Freilegen deines Warum öffnet sich dein Herz und es versorgt dich wieder mit Kraft und Energie. Die Verbindung zu deinen Träumen und zu deinem Warum setzt Energie frei. Und das, was Energie freisetzt, ist es auch, was heilt und transformiert. Wie ich weiter vorn schon beschrieben habe, beginnt die Kreation des Neuen bereits damit, dass du das Alte loslässt. *Das* ist so wichtig und ist essenziell für dein Gelingen.

Dazu ein Beispiel aus meiner eigenen Geschichte, wie ich diese Übung für mich angewendet habe: Ich erkannte, dass ich meine Priorität und somit meinen Fokus ganz bewusst auf Beziehungen legen musste. Denn mein Herz sagte mir, dass ich mehr nährende und gute Beziehungen in meinem Leben haben wollte. Es fühlte sich zwar bereits ganz gut an, in meinem Beruf jedoch war noch Luft nach oben. Als ich mein Herz fragte »Wie kann ich sofort mehr Energie und Fokus auf diesen Lebensbereich lenken?«, kam der Impuls: »Verbring mehr Zeit mit deinem Sohn!«

Zu der Zeit war meine Beziehung zu meinem Sohn nicht schlecht. Doch er hatte sich spürbar zurückgezogen und es fehlte an Austausch. Ich wusste einfach nicht mehr, was ihn bewegte, das lag mir aber am Herzen.

Hier kommt der Punkt, der immer wieder so wichtig ist: Ich änderte nichts Großes, sondern beschloss, einfach einmal am Tag eine Mahlzeit bewusst präsent mit meinem Sohn zu verbringen. Keine Ablenkung und keine Erwartung, sondern einfach nur da sein. Allein durch diese kleine Intervention ohne Erwartungshaltung von meiner Seite entwickelten sich innerhalb kürzester Zeit magische Dinge. Er öffnete sich und begann zu erzählen. Wir hatten Spaß. Es war einfach lustig und es kehrten Leichtigkeit und Freude zurück.

Ich habe noch weitere Dinge getan, um mein Beziehungsfeld zu nähren. Im Beruflichen zeigte sich zum Beispiel, dass ich gerne einen Soultribe, also eine Gemeinschaft seelenverwandter Menschen finden wollte, die ähnlich ticken und arbeiten wie ich. Auch hier stellte ich mir die Frage: »Was kann ich tun, um den Fokus in diesem Bereich auf neue Verbindungen und Beziehungen zu legen?«

Mein Herz hatte wiederum eine großartige Idee: Ich nahm mir vor, jeden Tag unter einen Post, der mir auf Social Media begegnete und mein Herz berührte, einen liebevollen Kommentar zu setzen. Das mag vielleicht banal klingen, aber auch an diesem kleinen Beispiel kann ich dir dieses Prinzip aufzeigen. Ich wollte das Feld der Beziehungen und vor allem der neuen Verbindungen nähren. Die Gefühle dazu waren Liebe, Verbundenheit und Sehnsucht nach dem Soultribe. Die von mir gewünschte Qualität gab ich zuerst ins Feld hinein. Ich wollte mehr Vernetzung und Verbindung, also war ich zuerst selbst diejenige, die genau das ins Feld gab.

Das war ein Beispiel für das Kreieren von etwas Neuem aus dem Lebensbereich Beziehungen. Diese Prioritäten verändern sich immer wieder. Ich habe zum Beispiel davor lange mit dem Thema Gesundheit zu tun gehabt. Das hat mich über Jahre beschäftigt und ich musste verschiedene

Interventionen in den Fokus nehmen, um heute als eine gesunde, vitale Frau mein Leben zu führen.

Herztipp

An dieser Stelle will ich dich nochmals anerkennen und gleichzeitig ermuntern. Bleib dran! Genieße die Reise! Denn nur, wenn *du* es genießt und du dir einen Spaß daraus machst, bleibst du dran. Sei also fokussiert und vergiss dabei die Freude und den Spaß daran nicht. Und dock dich an die universelle Glücks- und Energietankstelle an.

Kannst du dir vorstellen, dass es einen Ort gibt, an dem es dir einfach nur gut geht? Einen Ort, der es vermag, dein Herz zu öffnen und an dem dein Herz offen bleibt? Diesen Ort habe ich in mir gefunden. Und wenn du deine Augen schließt und die eine Hand auf dein Herz und die andere auf deinen Bauch legst, kannst du vielleicht fühlen, dass es auch in dir einen Ort jenseits von richtig und falsch gibt. Einen Ort, der einfach ruhig und entspannt ist. Wie würde dieser Ort für dich aussehen? Welche Farbe hätte er? Würdest du Musik hören oder wäre es dort ganz still? Vielleicht fühlst du diesen Ort. Diese Essenz ist in dir und du kannst immer wieder dahin zurückkehren, wenn dir die Welt zu laut wird.

UNIVERSELLE GESETZE, DIE UNENDLICHE FÜLLE ERSCHLIESSEN

Angenommen, du willst von Wien nach Rom. Was brauchst du dafür? Du brauchst grundsätzlich dafür Ressourcen, vielleicht ein Auto oder ein Flugticket. Aber in jedem Falle benötigst du bestimmte Dinge, um von A nach B zu gelangen. Und gerade jetzt willst du vom Schmerz wegkommen oder in einem Lebensbereich, der noch lauwarm ist, den Regler auf »maximal glücklich« drehen. Und was brauchst du dafür? Richtig! Du brauchst Ressourcen. Viele meiner Klientinnen und Klienten sagen: »Katja, ich bin so müde und erschöpft. Mein Mann, mein Chef, meine Kinder sind …« Als Heilerin habe ich einen besonderen Draht zu einer Quelle an Ressourcen, die unendlich ist, und für mich war das der Gamechanger, als ich diese Ressourcen entdeckte. Ich sage oft, dass meine erste heile Beziehung die Verbindung mit den Spirits war. Denn meine Mama, mein Papa und mein Partner haben mir die Ressourcen nicht gegeben.

Diese Ressourcen, von denen ich hier spreche, sind universelle Ressourcen. Neben deiner biologischen Mutter und deinem biologischen Vater hast du auch eine universelle Mutter und einen universellen Vater. Ich nenne diese beiden oft Seelen-Mama und Seelen-Papa. Sie stehen dir bedingungslos mit ihrer unendlichen Liebe zur Seite. Um diese Tankstelle anzapfen zu können, ist es hilfreich, wenn du die universellen Gesetze kennst.

Vielleicht hast du schon mal davon gehört oder gelesen. Es gibt Naturgesetze, die uns emotional und körperlich beeinflussen. Die universellen Gesetze sind mir damals zu Beginn meiner Heilreise fast als Erstes in die Finger gekommen. Ich fand das faszinierend. Da gibt es doch tatsächlich Gesetze, die ich befolgen kann, um mein Leben erfolgreich zu gestalten. Das motivierte mich, und ich begann, diese universellen Gesetze zu studieren. Mit der Zeit gelang es mir, sie immer besser zu verstehen und anzuwenden. Dann kam ein großer Wendepunkt in meinem Schaffen und in meinem Sein, als ich selbst begann, systemische Aufstellungen zu leiten. Lange davor hatte ich die Prinzipien der Aufstellungsarbeit erlernt und nahm mir viel Zeit zum Üben, indem ich in unzähligen Aufstellungsseminaren und Workshops als Darstellerin und Teilnehmerin dabei war und immer mehr in diese wunderbare Heilmethode hineinwachsen konnte. Doch erst als ich es selbst machte, wurde mir bewusst, dass dies die bislang mir einzig bekannte Heilmethode ist, die auf den 8 universellen Gesetzen basiert.

Denn ein System, ein Organismus, kann offenbar erst dann zur Ruhe und Ordnung kommen, wenn diese Gesetze eingehalten wurden. Das interessierte mich. War das die Erklärung dafür, dass diese Aufstellungen so derartig viel bewirken? Mit der Zeit fühlte ich, dass mit jeder Aufstellung, die ich leitete, und jeder Lösung, die Platz einnahm, mein eigenes Feld stärker und heiler wurde. Es war, als ob ich ein Wesen kreierte, das mir zur Verfügung stand. Dieses Wesen war sehr klar und gab mir sofort »Bescheid«, wenn etwas nicht stimmig war. Dieses Wesen – oder auch Feld – ist mittlerweile so stark und wirksam, dass Klientinnen und Klienten sofort eine Veränderung spüren, wenn sie in meine Räume kommen. Die Arbeit mit diesem Feld ist nicht an einen Ort gebunden. Sie kann auch online oder per Fernheilung stattfinden. Viele sagen mir, dass Magisches passiert, wenn sie dort eintreten. Diese Frequenz meines Raumes ist wie ein Nach-Hause-Kommen und ein Zum-Wesentlichen-Kommen.

Was wäre, wenn es eine ganz einfache Erklärung dafür gäbe? Was wäre, wenn es die Achtung, Anerkennung und Befolgung der 8 universellen Gesetze sind, die dieses Feld heilsam und wundersam machen? Weil diese Annahme für mich so naheliegend ist, will ich dich in den folgenden Kapiteln in die Wissenschaft und Weisheit der 8 universellen Gesetze einführen. Und ich verbinde diese mit dem Wissen aus der systemischen Heilarbeit. So erfährst du, wie du diese Gesetze erkennen und für dich deuten kannst, und vor allem, was du in deinem eigenen Feld verändern kannst, damit du dir dein Lieblingsleben mit einer erstarkten Seele manifestieren kannst.

Die universellen Gesetze werden auch »hermetische Gesetze« genannt. Ihr Ursprung findet sich in verschiedenen Schriften von Hermes Trismegistos, einer mystischen Gestalt aus dem alten Ägypten. Sie heißen:

1. Gesetz der Anziehung
2. Gesetz der Schwingung
3. Gesetz der Einheit
4. Gesetz des Handelns
5. Gesetz der Entsprechung
6. Gesetz von Ursache und Wirkung
7. Gesetz der Polarität
8. Gesetz des Rhythmus

Bevor ich auf die einzelnen Gesetze eingehe, möchte ich das Wichtigste vorwegnehmen: Wenn du nachhaltig etwas in deinem Leben verändern willst, musst du alle 8 Gesetze mit einbeziehen. Viele kennen das Gesetz der Anziehung. Es ist in den vergangenen Jahren – vor allem durch das Buch *The Secret* und den gleichnamigen Film – sehr bekannt geworden. Jedoch lässt einen das Buch am Ende mit vielen Fragezeichen zurück und du wirst daraufkommen, dass das Gesetz der Anziehung allein nicht der »Heilige Gral« ist. Da muss es noch mehr geben, damit das Leben diese großartige Symphonie wird. Und wie in einem schönen Orchester spielt eben nicht nur die erste Geige eine tragende Rolle, sondern es sind auch die vielen anderen Instrumente von Bedeutung. Spielt einer quer, dann gibt es Katzenmusik – und das tut in den Ohren weh.

Spielen alle im selben Rhythmus und hören auf den Klang der anderen, wird es eine Ode an die Freude und wir können herrlich mitschwingen. So ist es auch, wenn dein eigenes System im Gleichklang und rhythmisch stimmig spielt. Es wird leicht und freudvoll. Mit diesem Bild des harmonischen Orchesters zeigt sich, dass ein glückliches Leben sich nur dann einstellen kann, wenn alle Lebensbereiche harmonisiert sind. Es ist quälend, wenn ein Mensch zwar ein volles Konto hat und vielleicht sogar eine glückliche Familie, jedoch die Gesundheit ihm einen Strich durch die Rechnung macht. Und genauso schlimm ist es, wenn jemand gesund ist und eine schöne Beziehung lebt, jedoch furchtbare Geldprobleme hat.

Dein System will, dass alles in Harmonie ist. Es will keine schrägen Töne und aus dem Takt geratene Melodie. Es will, dass alles ineinandergreift, damit du die schönste Melodie deines Herzens singen kannst.

Wenn du also unzufrieden bist mit deinem Leben, wenn etwas nicht so ist, wie du es gerne möchtest, dann liegt das nicht daran, dass du eine unzufriedene Prinzessin auf der Erbse bist, sondern weil dein System danach strebt, in Harmonie zu sein. Die 8 universellen Gesetze, vereint mit dem Wirken der systemischen Heilung, sind ein wundervoll erfüllender Weg zu dieser Harmonie. Und ich teile dieses Wissen gerne mit dir, weil ich weiß, dass das dein Leben zum Positiven verändern kann. Gleichzeitig möchte ich dir immer auch an Beispielen meiner wundervollen Klientinnen und Klienten aufzeigen, wie das alles funktioniert und warum diese so glücklich sind mit den Resultaten, die sie dadurch erreichen konnten.

1. Das Gesetz der Anziehung: dein Seinszustand manifestiert sich

Jeder von uns ist in der Lage zu manifestieren, denn jeder ist pure Energie. Diese Energie kann von uns bewusst gesteuert werden. Das heißt, dass du deine Realität beeinflussen kannst. Und das machst du mit deinen Gedanken, mit deinen Gefühlen und Handlungen. Mit deiner eigenen Identität. Das, was du verkörperst, zieht automatisch Gleiches an. Doch wie gelingt dies leicht und vor allem so, wie du es dir wirklich wünschst?

Tatsächlich gehört es zu den wichtigsten Dingen in meiner Arbeit, Klarheit zu schaffen. Ohne Klarheit irrt man in der Weltgeschichte herum und weiß nicht so recht, was man soll und was man nicht soll. Wir können dann auch keine guten Entscheidungen treffen. Aus diesem Grund geht es in meinen Räumen in allererster Linie darum, Klarheit und Ordnung zu schaffen. Denn wenn du auf einem Chaoshaufen manifestiert, wird es am Ende zu einem noch größeren Chaos. Oft gibt es Menschen, die auf Biegen und Brechen erfolgreich sein wollen. Sie tun und tun, gehen jedes Risiko ein und tatsächlich schaffen sie es auch, Erfolg zu haben. Aber dieser Erfolg ist nicht nachhaltig und steht nicht auf gutem Boden. Sie haben vergessen, die Tiefenarbeit zu machen. Und was in der Tiefe nicht befriedet ist, kommt über kurz oder lang an die Oberfläche. Sei es, dass jemand schnell erfolgreich wurde und gleich wieder von der Bildfläche verschwand, sei es, dass die eigene Gesundheit oder die Partnerschaft dem Erfolg zum Opfer fällt. Manche Menschen flüchten sich in den Größenwahn, weil sie an Bodenhaftung verloren haben. Auch dies lässt erkennen, dass die Tiefenarbeit nicht vollzogen wurde. Oft wird propagiert, dass es schnell zum großen Erfolg gehen soll. Das hört sich sehr verlockend an. Doch die Hausaufgaben in der Tiefe wollen gemacht werden. Darum nutzt es nur kurzfristig, wenn du mit reiner Denkarbeit und Risiko vorangehst.

Dein Wesen, deine Seele, all das, was du bist, lässt sich nicht überlisten. Und sobald es im Business um die bekannte Sichtbarkeit geht, wird eben nicht nur das sichtbar, was du so gerne auf der Bühne zeigen möchtest, sondern auch das, was im Unterbewusstsein brodelt.

Auch Ängste kommen ans Licht. Deine Ängste können sich in verschiedenen Szenarien manifestieren, nicht nur im Beruf. Du kannst zum Beispiel plötzlich und auf unerklärliche Weise unsicher werden in deinen zwischenmenschlichen Beziehungen. Vielleicht hast du mit Mitmenschen Erfahrungen gemacht, die für dich sehr konfliktreich waren. Wenn du nun erfolgreich wirst, hast du unweigerlich mit mehr Menschen zu tun, und du wirst gefordert sein, dich mit unliebsamen Situationen herumzuschlagen. Falls bei dir ein Trauma zugrunde liegt, das nicht befriedet ist, können solche Situationen für dich schon mal zum Albtraum werden.

Wie oft habe ich es erlebt, dass großartige Menschen endlich den Sprung ins erfolgreiche Business wagten, um dann sehr schnell überfordert wieder aufzugeben, weil sie schlichtweg überrollt wurden von unaushaltbaren Gefühlen, die ihnen die Herausforderungen des Erfolgs auferlegten. Wenn hier keine stabile Basis geschaffen wurde, wird das Business schnell an die Wand gefahren. Die Freude vergeht, die Motivation verschwindet und was bleibt, ist ein Schmerz, der nicht bewältigt werden kann. Das alles geschieht aufgrund des Gesetzes der Anziehung.

Du siehst also: Das ist ein großes und wichtiges Thema. Wenn man mich fragt, woran man merkt, dass jemand in Übereinstimmung mit dem Gesetz der Anziehung lebt, dann sage ich: So jemand lebt ein selbstbestimmtes Leben. Dieser Mensch wird nicht länger durch die Erwartungen und Bedürfnisse anderer gelebt. Er lebt sich selbst in Übereinstimmung mit seiner Seele und seinen innersten Sehnsüchten. Dies ist möglich, weil er in seinem Schatten die verborgenen Wünsche und Schätze unter Trauer, Wut und Beklemmung gehoben hat. Er hat aufgehört, sein Glück abhängig zu machen von anderen. Er ist seines eigenen Glückes Schmied geworden. Und dies ist ihm gelungen, weil er eben unter die manchmal unliebsamen Gefühle geschaut hat und sie befriedet, gefühlt und verziehen hat.

Dieser Mensch hat nun einen großen Vorteil. Er kann sehr leicht und sehr schnell genau das manifestieren, was er sich wünscht. Das geht deswegen so schnell, weil keine Blockaden zum Unterbewusstsein den Weg versperren. Sie sind gelöst und der Weg ist frei.

Bei diesem Menschen denkt man sich: Wie macht der das nur? Dem scheinen die gebratenen Tauben direkt in den Mund zu fliegen. Und ja: Es ist ein bisschen wie das Schlaraffenland, wo Milch und Honig fließen.

Auch ich wollte dahin. Unbedingt. Ich wollte diesen Himmel auf Erden. Und es gibt diesen Weg dahin. Ich bin ihn gegangen. Er ist wohl ein bisschen verwildert, verknäuelt und manchmal ein bisschen unheimlich, aber die Schattenarbeit lohnt sich. Denn der Lohn ist dieses großartige Leben nach deinen Wünschen. Es wird dir auf dem Silbertablett serviert und es gibt da keine Haken und Eventualitäten: ein Wow-Leben.

Fallbeispiel

Silvia kam zu mir, weil sich ihr Leben insgesamt schwer anfühlte. Sie erzählte mir, dass sie privat wie beruflich immer wieder kämpfen müsse, damit es ihr gut gehe und damit etwas weitergehe. Sie litt sehr unter ihrem starken Übergewicht. Die Beziehung zu ihrer Mutter war kompliziert und sie konnte sich nur schlecht abgrenzen. Außerdem wünschte sie sich eine schöne Partnerschaft. Ihre letzte Partnerschaft lag Jahre zurück und war sehr unschön auseinandergegangen. Im Beruf war sie erfolgreich, aber es war immer schwer.

Es war spürbar, dass Silvias dominante Energie der Kampf war. Sie kämpfte an allen Fronten und wusste nicht, wie sie diesen Teufelskreis stoppen konnte. Im Laufe des Prozesses erkannte sie, dass Kämpfen und Drama schon immer Teil ihres Lebens waren. Sie verstand, dass ihr gesamter Fokus in den letzten Jahren darauf ausgerichtet war, Kämpfe und Krisen zu überstehen. Dabei sehnte sie sich nach Leichtigkeit. Es wurde aber immer noch schwerer und dadurch war auch die Stimme ihres Herzens kaum hörbar.

Diesen Kanal haben wir freigelegt, und Silvia konnte endlich ihre Seele hören. Damit wurde ihr klar, welche die ersten Schritte sein mussten, um sich aus dem Teufelskreis zu befreien. Wir legten den Fokus auf liebevolle Beziehungen und gleichzeitig auf die mit dem Herzen verbundene Klarheit, mit der sie dann erstmals mit der Mutter in Kommunikation ging. Daraus ergaben sich unzählige Gespräche, die sie erfolgreich führte – nicht nur mit der Mutter, sondern mit vielen anderen Menschen. Sie wurde weicher und erzählte mir, dass sie sich innerlich immer mehr entspannen konnte. Durch dieses neue Gefühl zu Beziehungen und Verbindungen kamen auch neue Menschen in ihr Feld und schon sehr bald lernte sie ihren Herzensmenschen kennen.

Wie du merkst, hat sich die innere Haltung vom Autopiloten, eingestellt auf Kampf, zum inneren Kompass, ausgerichtet auf Verbundenheit und Leichtigkeit, gewandelt. Dadurch hat sich ihr Grundgefühl geändert. Und erinnere dich, liebe Leserin, lieber Leser: Das Gesetz der Anziehung wirkt aus dem Seinszustand heraus. Bei Silvia war davor das Sein fast gleichbedeutend mit Kämpfen. Ihre neu gefundene Herzensverbindung ermöglichte ihr dieses neue Sein und daraus konnte sich ein neues Lebensgefühl entwickeln.

Um das Gesetz der Anziehung sofort in dein Leben zu integrieren, gilt es Folgendes zu beachten: Du weißt jetzt, dass dein Seinszustand sich manifestiert. Das heißt, er manifestiert sich so, wie du bist. Also nimm wahr, wie du bist, indem du dich fühlst. Sei achtsam mit dir und deinen Gefühlen. Vielleicht wachst du oft in der Nacht auf. Dann versuche, dich mit deinen Gefühlen zu verbinden. Fühle deine Gefühle, damit sie nicht länger von deiner Ratio und deinem Unterdrückungsmechanismus wieder ins Unterbewusste geschoben werden.

Gefühle sind zum Fühlen da und nicht zum Denken. Und erinnere dich an die Verhinderer. Wo belohnst du dich mit etwas Ablenkendem, weil du etwas nicht fühlen willst? Wenn dich ein Gefühl »überkommt«, dann erlaube dir, es zu fühlen. Erlaube dir, einfach mal traurig oder wütend zu sein. Vertrau dir und deinem Gefühl. Es hat eine Berechtigung und möchte von dir gefühlt werden.

Herztipp

Hier hilft der Heilsatz: »Ich vertraue dem Himmel, der mich trägt.«

Stufen des Manifestierens

Richte den Fokus auf Dinge, die du mehr in deinem Leben haben möchtest. Schau auf das, was dein Herz froh macht, denn da ist die Energie, die dich und dein Sein positiv stimmt. Ich gebe dir noch ein Werkzeug an die Hand, denn am häufigsten taucht das Gesetz der Anziehung im Zusammenhang mit der Praxis der Manifestation auf. Diese Praxis lehrt dich, wie du kreierst, was dir wichtig ist, und wie du deine neue gewünschte Identität erschaffst. Dazu habe ich eine Meditation für die Manifestation deines

Traumlebens. Du wirst darin durch die 3 Stufen des Manifestierens geführt.

1. Stufe: Hier tauchst du in eine tiefere Ebene deines Bewusstseins ein und empfängst Visionen, Bilder, Gedanken und Wünsche.
2. Stufe: Hier verankerst du die gewünschte Vision in deinem Energiefeld und in deinem Sein. Damit verstärkst du sie und bildest die Grundlage dafür, dass du zu dieser neuen Version deiner selbst werden kannst.
3. Stufe: Hier beginnst du bewusst, anders zu agieren. Und Schritt für Schritt formen sich neue Erfahrungen in deinem Leben.

Im Downloadbereich findest du den Link zur Audiodatei mit dem von mir eingesprochenen Text. Du kannst dir den Text auch durchlesen und ihn dann selbst für dich einsprechen.

Wir werden nun zusammen eine Reise in dein Bewusstsein machen. Wir verstärken damit dieses Bewusstsein, und du kannst mit dieser Energie deine neue Herzensvision kreieren.

Setze dich dafür bequem hin. Schließe deine Augen. Genieße all die friedvollen Gefühle und die damit verbundenen Auswirkungen. Stell dir vor, du befindest dich in einem wunderschönen Garten mit makellos gepflegtem Rasen. Die Sonne scheint, und der Himmel ist strahlend blau. Die Temperatur ist genau richtig und es weht eine angenehme Brise. Du schaust dich um und betrachtest all die schönen Farben. Du bist ruhig und entspannt. Du atmest tief ein und aus und entspannst dich noch tiefer.

Stell dir vor, dass du durch diesen Garten spazierst. Du fühlst das saftige grüne Gras unter deinen bloßen Füßen. Atme wieder tief ein und aus. Du gehst auf eine Blume zu und erfreust dich an ihrem Duft und ihren Farben. Diese Farben werden immer strahlender, je näher du kommst. Atme wieder tief ein und aus. Während du weiterschlenderst, taucht vor dir ein wundervoller Platz auf, der dich zum Bleiben einlädt. Du legst dich dort in eine Hängematte und es gelingt dir, dich noch mehr zu entspannen.

Du schaust hinauf zum Himmel und entdeckst eine lichtvolle Gestalt, die direkt vom Himmel auf dich zuschwebt. Diese lichtvolle Gestalt gibt dir eine kleine Schatulle in die Hand. Darauf stehen dein Name und die Worte: »Du wurdest im Himmel kreiert.« Mit klopfendem Herzen öffnest du die Schatulle, in der eine Pergamentrolle liegt. Du entrollst sie und siehst, dass darauf dein Name steht. Darunter liest du Zeilen, die dir wichtige Hinweise für deine Vision geben. Du machst die Pergamentrolle noch weiter auf und es erscheinen Bilder von dir in der Zukunft. Du siehst, wo du lebst. Mit wem du lebst. Was du tust. Wie du dich fühlst. Eines dieser Bilder packt deine ganze Aufmerksamkeit. Dieses Bild verwandelt sich in einen kleinen Film von dir in deiner besten Vision. Schau dir diesen Film und genieße, was du siehst. Öffne dein Herz für diese Zukunftsidentität von dir. Dies ist eine Botschaft aus der Tiefe deines Unterbewusstseins.

Wenn der Film zu Ende ist, kannst du dir vornehmen, dass du die Essenz daraus in dein Notizbuch schreibst. Du bedankst dich bei der lichtvollen Gestalt für diesen wertvollen Einblick und verweilst selig und dankbar noch ein Weilchen in der Hängematte, bis du dich entschließt, zurückzugehen.

Du läufst wieder über das saftige Gras und kommst an dieser wundervollen Blume vorbei. Doch dieses Mal fühlt sich alles leichter und erhebender an. Es ist, als ob ein innerer Schleier gefallen wäre. Dein Herz ist ein Stückchen froher. Du atmest einige Male tief ein und aus, dann kommst du in deiner Zeit wieder ins Hier und Jetzt zurück.

2. Das Gesetz der Schwingung: Wie willst du dich fühlen?

Ich selbst nenne es auch das Gesetz der Frequenz. Wir alle, jeder Mensch, überhaupt jedes Wesen und jeder Gegenstand, haben eine Frequenz bzw. eine Schwingung. Wenn wir es auf der Ebene des ganz Kleinen im Universum betrachten, sehen wir, dass wir aus Atomen bestehen, die ebenfalls schwingen.

Albert Einstein sagte: »Gleiche dich der Frequenz der Realität an, die du möchtest, und du kreierst diese Realität. Das ist keine Philosophie. Das ist Physik!« (https://mademyday.com/index.php/26250) Genau das habe ich zu meinem Beruf gemacht. Ich helfe Menschen, ihre Frequenz zu verändern. Damit verändert sich ihr Leben, und zwar nicht nur emotional und energetisch, sondern auch der Körper gleicht sich in diesem Prozess nach und nach der neuen Frequenz an. Letztlich ist alles eine Frage der Energie, der Frequenz, der Schwingung, der inneren Haltung und das bedeutet für dich, dass auch du deine Energie in allen Bereichen so verändern kannst, dass sie in Übereinstimmung mit deinen Wünschen schwingt. Wenn du dich kontinuierlich darauf ausrichtest, dann geht alles plötzlich ganz leicht.

Ich beginne meine Workshops meist mit folgenden Fragen: Wie willst du es haben? Wie willst du dich fühlen? Das ist der Beginn der Reise in die neue Frequenz. Ich arbeite mit meinen Klientinnen und Klienten daran, das zu ermöglichen, was sie in ihrem Leben haben wollen und wie sie sich fühlen wollen.

Wie kannst du das Gesetz der Frequenz bewusst für dich umsetzen? Wenn man in Ratgebern blättert, liest man dazu unter anderem gesunde Ernährung, Bewegung, Atemtraining, meditieren, wandern, Verbindung zur Natur, malen, tanzen, singen und kreativ sein.

Natürlich sind diese Dinge von Nutzen für deine Frequenz. Aber wenn die Frequenz deiner Seele total tief schwingt, weil sie so unfassbar belastet ist, kannst du literweise Wasser trinken, Nahrungsergänzungsmittel in dich hineinschaufeln, zum Meditationsguru werden etc., doch an die Frequenz der Seele kommst du damit nicht heran.

Warum nicht? Weil die Frequenz der Seele mit verschiedenen Systemen zusammenhängt, zum Beispiel mit dem Herkunftssystem oder dem Partnerschaftssystem. Wenn dort psychische Konflikte gespeichert sind, kann die Seele weder mit Wasser noch mit Vitaminen oder positivem Denken umschalten. Wenn wir uns vor Augen führen, dass wir jeden Tag mit Tausenden von Stressoren umgehen müssen, die von außen auf uns einprasseln (familiäre und berufliche Verpflichtungen, Viren, Bakterien, Pilze, Parasiten, Schwermetalle, chemische Toxine, plötzliche Temperaturänderungen, Junkfood, Umweltverschmutzung, Strahlung usw.), wird klar, dass unser Nervensystem hyperaktiviert wird. Wenn wir genügend Lebensenergie und Möglichkeiten für Ruhe und Erholung haben, sind wir in der Lage, diese Stressoren unter Kontrolle zu halten. Aber was passiert, wenn ungelöste seelische Konflikte uns immer wieder aufwühlen? Dann kommt es vor, dass diese Konflikte die hormonelle Stressachse und den Sympathikus (siehe Wortverzeichnis) unter enormem Energieaufwand in ständiger Aktivierung halten, bis die Nebennieren (Sitz der Lebensenergie) überlastet sind und zusammenbrechen. In dieser Belastungssituation können wir nicht mehr mit äußeren Stressfaktoren umgehen. Als Folge treten oft Krankheiten auf, von Erkältungen über Herz-Kreislauf-Erkrankungen, Knochen- und Gelenkschmerzen, Stimmungsschwankungen, Stoffwechselveränderungen bis hin zu Tumoren. Damit wird klar: Seelische Konflikte machen uns krank. Beispiele für solche Konflikte sind etwa die Frustration über die Diskrepanz zwischen dem, was man ist, und dem, was man sein oder haben möchte; außerdem Meinungsverschiedenheiten mit Familienmitgliedern oder Arbeitskollegen, Trauer, Trennungen, Nostalgie, Neid, Eifersucht, Ausgrenzung, Einsamkeit oder die Unfähigkeit, sich an soziale Veränderungen anzupassen.

Die Natur kann Heilungsprozesse nur vollenden, wenn wir uns sicher, ruhig, geliebt, wertgeschätzt und im Frieden mit uns selbst fühlen. Ist das der Fall, wird das Nervensystem vom Vagusnerv (siehe Wortverzeichnis) gesteuert, der eine regenerative, entzündungshemmende und heilende Funktion hat.

Um diesen Zustand der Geborgenheit und Ruhe und das Gefühl, angenommen zu sein und wertgeschätzt zu werden, wiederzufinden, kann der systemische Ansatz extrem hilfreich sein. Denn dabei befrieden wir Konflikte, die wir durchlebt haben, aber auch übernommene Schicksale der Ahnen oder Partner. Diese Konflikte und Traumata verhindern diese Frequenz, die uns das Tor zum Glück öffnet. Wie innen, so außen, oder anders gesagt: Dein Glück, deine Entspannung, deine Gesundheit und dein Erfolg sind eine logische Konsequenz aus dem, was in deiner inneren Welt vor sich geht. Schwingt diese Welt in der Frequenz des Friedens und der Liebe, wird sich dein Außen entsprechend positiv verändern.

Oft wenden sich Menschen mit Schmerz an mich. Kein Arzt konnte helfen, keine Pillen, nichts, und diese Menschen waren wahrlich nicht untätig gewesen. Es half einfach nichts. Dann ließen sie sich in meiner Begleitung auf den Heilprozess ein und die Schmerzen verschwanden. Ihre Schmerzfrequenz veränderte sich und wurde zu einer Entspannungsfrequenz verändert. Wie? Indem wir auf die ungelösten seelischen Konflikte geschaut haben.

Fallbeispiel

Lass uns dafür noch einmal auf das Beispiel von Silvia schauen, in deren Leben sich alles schwer anfühlte. Im Prozess habe ich mit Silvia bewusst an ihrer Frequenz und Schwingung gearbeitet. Der Safe Space, von dem ich weiter vorne berichtet habe, war der Schlüssel dazu. Ich habe ihr empfohlen, dass sie sich diesen sicheren Platz in ihrer Wohnung einrichtet. Dann habe ich sie angeleitet: »Schließe deine Augen. Geh mit deiner rechten Hand auf dein Herz. Atme tief ein und aus und erlaube deinem Herzen, sich mit seiner Schwingung und Energie in deinem ganzen Körper auszubreiten. Mach diese Schwingung immer stärker und lass sie in jede kleinste Körperzelle einziehen.«

Diese Übung machte sie jeden Tag am Morgen als Allererstes. Dann leitete ich sie weiter an: »Du bringst nun diese Schwingung in Bewegung. Bleibe bewusst mit dieser Herzensenergie verbunden, zieh dir deine Schuhe an und gehe für 10 Minuten ganz bewusst mit dem inneren Fokus, diese Schwingung in Bewegung zu bringen.«

Das Resultat war, dass sie bereits nach 3 Wochen eine klare Veränderung spüren konnte. Ihre Verdauung funktionierte besser und die Dinge gingen ihr viel leichter von der Hand. Am stärksten fühlte sie, dass die Stimme ihres Herzens immer klarer hörbar für sie war. Dadurch konnte sie, was ihren Tagesablauf und ihre Ziele betraf, viel besser Prioritäten setzen.

Für diese Ergebnisse waren zwei Dinge von Nöten, die in direktem Zusammenhang stehen. Es war nötig, dass Silvia ihre eigene Schwingungsfrequenz drehte, indem sie ihr Herz öffnete. Und es brauchte meinen Raum, die Grundfrequenz meines Energiefeldes, damit Silvia sozusagen unbewusst erfahren konnte, welche Frequenz dies ist, und sie sie aufnehmen konnte. Du kannst dir dieses Energiefeld vorstellen wie eine Quelle, in der die Informationen gespeichert sind, wie Leichtigkeit und wie Glücklichsein gehen. Und da hat sich Silvia angedockt wie an eine Akku-Ladestation. So etwas passiert eben nicht mit dem Kopf und über das Denken, sondern es geschieht auf energetischer Ebene.

Das Feld deines Mentors oder deiner Mentorin muss ein Safe Space sein. Einen solchen sicheren Ort nicht zu haben war ein Thema, weswegen Silvia jahrelang in Begleitung war. Lange konnte sie es nicht lösen, weil sie – wie sie selbst sagte – nie ein starkes Feld hatte, das sie gehalten hat.

Ein Safe Space ist also nicht nur ein Sessel bei dir zu Hause, nicht nur ein Ritual, sondern zum Beispiel auch ein Mentoring-Raum, ein Coaching-Raum.

Was bedeutet das nun für dich? Dazu möchte ich dich zunächst fragen: Wie willst du es haben? Möchtest du deine Frequenz so zum Schwingen bringen, dass dein Körper vital und gesund ist? Dass deine Seele frohen Mutes ist und du glückselig das Leben genießt? Dass dein Geist Schönes erblickt und du Dankbarkeit empfindest?

Es ist alles eine Frage der Frequenz. Was kannst du sofort tun, damit du deine Frequenz auf Seelenebene erhöhst? Beobachte immer wieder neu: Wer stärkt mich? Welche Personen tun mir gut? Bei wem fühle ich mich wohl und frei? Schau dir dein Umfeld an. Haben deine nächsten Bezugspersonen eine hohe Schwingung? Strahlen sie positive oder negative Energie aus? Jammern sie andauernd oder sind sie optimistisch, weil sie selbstbestimmt leben?

Was du tun kannst:

- Wenn du merkst, dass dich bestimmte Menschen oder Dinge schwächen oder sogar auslaugen, lass sie los! Schaff dir eine positive, angenehme Realität. Grenze dich ab und distanziere dich klar und deutlich von Energievampiren.
- Schau auf deine Wohnumgebung: Haben deine Möbel und Dekorationsgegenstände eine hohe Schwingung? Empfindest du sie als schön oder tun sie deinem Auge weh? Herrscht Ordnung oder Chaos in deinen Räumen?

- Entscheide dich dafür, lieber hochwertige Gegenstände um dich herum zu haben. Hier steht Qualität über Quantität. Das gilt auch für deine Kleidung. Kauf weniger, achte dafür auf Qualität.
- Wie ernährst du dich? Achte darauf, dass deine Nahrungsmittel eine hohe Qualität haben. Das macht einen Unterschied.
- Von wem lässt du dich bei deinen Problemen begleiten? Schaust du bei Coaching-Angeboten oder anderen Formen der Begleitung zuerst auf den Preis oder achtest du da auch auf Qualität?

Du siehst, es geht zuallererst um deine Wahl. Du bestimmst die Frequenz deines Umfelds. Selbst wenn du glaubst, du hättest keine Wahl, möchte ich dir sagen, dass das nicht stimmt. Es mag vielleicht etwas Unbehagen in dir hervorrufen, wenn du beginnst, anderes zu wählen, und vielleicht kostet es Mut, dich von Menschen zu verabschieden, die dir die Energie aussaugen. Aber am Ende hast du die Wahl. Du entscheidest. Dein Körper, dein Geist und deine Seele werden es dir danken.

Herztipp

Und hier noch für dich einer meiner Lieblings-Heilsätze: »Jedes Mal, wenn ich etwas in mir heile, heile ich auch ein Stück weit die Welt.«

3. Das Gesetz der Einheit: Alles ist mit allem verbunden

Nichts geschieht aus sich selbst heraus. Alles ist mit allem verbunden und daraus entstehen Dynamiken. Auch du bist immer Teil von etwas, von einer Gruppe, einer Familie, der Menschheit. Diese Zugehörigkeit ist für dich entweder erfüllend und ressourcenreich oder kräftezehrend und energieraubend.

Die gute Nachricht ist: Weil alles miteinander verwoben ist, kannst du an allem etwas verändern. Wenn du dich bewegst, bewegt sich auch das System. Wenn viele etwas bewegen, bewegt sich auch im Großen etwas. Doch es gibt auch eine Kehrseite: Die Dynamiken ergeben sich oft aus Verstrickungen, die dich festhalten. Diese zu lösen, erfordert viel Mut und Hinschauen, damit du da rauskommst und Verbindungen eingehen kannst, die für dich förderlich sind. Ich möchte dir das Gesetz der Einheit wiederum am Beispiel von Silvia erläutern.

Fallbeispiel

> *Im Laufe des Prozesses stellte sich heraus, dass Silvia ihren Job kündigen will, obwohl sie mit ganz anderen Themen zu mir gekommen war und anfänglich meinte, im Job sei alles gut. Sie erkannte schnell, dass sie einer Tätigkeit nachgehen wollte, die ihrer neuen Grundfrequenz von Leichtigkeit und Verbundenheit mehr entsprach. Und so machte sie sich erfolgreich selbstständig.*

Das Gesetz der Einheit besagt also, dass alles mit allem verbunden ist. Und das bedeutet für deinen Prozess, dass du zwar für diesen einen Lebensbereich losgehst, sich aber im Grunde mit diesem einen Schalter, den du umlegst, dein ganzes Leben verändert. Alles ordnet sich entlang dieser neuen Grundfrequenz. Und was nicht mitwächst, wird aussortiert und ausgetauscht.

In diesem Zusammenhang des Gesetzes der Einheit möchte ich auch auf das Zusammenwirken von Körper, Geist und Seele hinweisen. Es hat sich Gott sei Dank schon herumgesprochen, dass wir nicht nur aus Körper und Geist bestehen, sondern wir auch eine Seele haben. Und erst wenn diese drei Einheiten zu einer Gesamtheit werden, kann der Mensch gesund sein. Es nutzt nichts, »nur« etwas für den Körper zu tun, genauso wenig wie es nicht wirklich etwas nutzt, einfach positiv zu denken. Es braucht die Seele, die alles zusammenführt. Wenn du sie aus ihrem Dämmerschlaf herausholst und ihr hilfst, sich zu befreien von allem, was sie belastet, ist es so unbeschreiblich einfach, positiv zu denken, und unbeschreiblich einfach, wohlwollend und liebevoll auf den Körper zu schauen. Der Mensch blüht auf. Er strahlt und leuchtet von innen. Diese Schönheit ist unübertroffen und sie bedarf des Zusammenspiels aller drei Ebenen.

Herztipp

Mein Heilsatz für dich: »Ich stimme mich ein auf die Einheit in mir und in allem, was mich umgibt.«

4. Das Gesetz des Handelns: von der Vision zur Umsetzung

Was für ein wichtiges Gesetz! Du ahnst es schon: Du kannst dir alle möglichen Gesetze an die Wand malen, tausend Post-its dazu schreiben, darüber meditieren und dir den Erfolg noch so oft vor Augen führen – damit allein wirst du nicht ankommen. Es geht um die Umsetzung.

Hier kommen wir zu einem riesengroßen Thema und zu einem wichtigen Punkt. Warum können manche Menschen ihre Vorhaben umsetzen und andere nicht? Das hat tatsächlich viele Gründe. Jedoch kommen ein paar davon immer wieder vor, wenn ich Menschen begleite.

Viele Menschen sind in einer toxischen Yin-Energie gefangen. Sie sind zwar aktiv für alle anderen und powern sich aus, aber in ihrer eigenen vorwärtsstrebenden Kraft sind sie gehemmt oder besser: blockiert. Oft liegt dahinter eine tiefe Wunde. Sie trauen es sich nicht zu und machen dafür lieber etwas für andere. Oder sie haben Angst, sich zu entscheiden und bevor sie sich entscheiden, machen sie lieber gar nichts. Das untergräbt ihre Wirkkraft, ihre Motivation und ihren Selbstwert. Die Spirale dreht sich nach unten, denn sie machen sich auch meist noch abhängig von anderen.

Dann gibt es Menschen, die eine Art erlernte Hilflosigkeit zeigen. Sie reagieren sofort überfordert, wenn etwas auf sie zukommt, und es wird ihnen alles schnell zu viel. Das muss nicht immer daran liegen, dass sie tatsächlich überfordert sind. Eher liegt die Ursache darin, dass sie irgendwie in einem kindlichen Stadium stecken geblieben sind, als ob sie warten würden, dass ihnen Mama oder Papa weiterhilft. Sie leben nach dem Motto »Irgendjemand wird es schon richten«. Dieser Irgendjemand kommt aber nicht, und so ziehen die Jahre ins Land.

Dieses Phänomen ist auch bei überbehüteten und verwöhnten Kindern zu beobachten. Diese Kinder und Jugendlichen können oft keine eigene Motivation entwickeln, und das müssen sie auch nicht, denn es wird von außen andauernd auf sie geschaut und alles für sie erledigt. Damit werden sie unselbstständig und kommen in eine ungesunde, fordernde Haltung. In der Wirtschaftswelt sind die Folgen davon leider schon zu beobachten. Man hat hier das Problem, dass von Neueinsteigern oft wenig Substanzielles geliefert wird. Der Markt sucht gute Mitarbeiter und Mitarbeiterinnen und die sind offenbar immer schwieriger zu finden. Junge Erwachsene wissen zwar oft genau, was sie wollen, sind aber nicht bereit, dafür auch abzuliefern und entsprechend zu performen. Das ist schade und in meinen Augen dysfunktional, denn es gibt am Ende kaum etwas Erfüllenderes, als selbst etwas zu erschaffen und Neues aus eigener Kraft zu kreieren. Erfolgreich zu sein mit dem, was man kann und tut, ist zutiefst befriedigend.

Fallbeispiel

Ich möchte dir dazu die Geschichte von Sabine erzählen. Sabine kam zu mir, weil sie sich so gerne selbstständig machen wollte. Sie hatte auch viele Ideen und einige davon schon zu Papier gebracht. Doch all die Workshops und Seminare, die sie schon fix und fertig konzipiert hatte, lagen gestapelt in der Schublade.

Sie hatte drei Jahre vorher schon mal bei mir angefragt und ich hatte ihr eine Begleitung zur Umsetzungskraft angeboten. Doch damals meinte sie, die Kinder seien noch zu klein. Drei Jahre später klopfte Sabine wieder an. Dieses Mal war es ernst. Sie hatte mittlerweile 8 Kilo zugelegt und vermutete, dass sie einfach aus Frust darüber aß, dass sie doch so gerne auch etwas anderes als nur Mama wäre. Ich schlug ihr wieder meinen Umsetzungsworkshop vor, der nun einiges mehr kostete als 3 Jahre zuvor. Sabine fragte mich, ob sie es zum alten Preis haben könnte. Ich winkte ab. Der Preis ist, wie er ist. Sabine wollte es sich überlegen. Es vergingen wieder einige Monate und Sabine klopfte erneut an. Sie musste jetzt einfach etwas tun, da sie unkontrollierte Wutausbrüche entwickelt hatte. Ich bot ihr den Umsetzungsworkshop an, und dieses Mal fasste sie sich ein Herz und ließ sich begleiten.

In unserer Zusammenarbeit zeigte sich, dass in ihrer weiblichen Ahnenlinie noch nie eine Frau selbstständig gewesen war. Das Muttersein wurde bei ihnen hochgehalten, und für die Kinder und den Mann opferte man sich als Frau selbstlos auf. Sabine erzählte, dass ihre Mama immer sehr jähzornig und ungehalten gewesen war. Nun konnte sie das verstehen und nachvollziehen. Wir gingen weiter in die Tiefe. Bei der Austestung dessen, was sie immer kurz vor dem Ja-Sagen blockierte, stellte sich heraus, dass der Grund dafür bei ihrer Geburt gelegt worden war, denn die war schwierig gewesen. Man hatte sie mit der Saugglocke holen müssen. Die Geburt ist in gewisser Weise der erste große Test eines jeden Menschen und wenn der schiefgeht oder wenn das Kind nur schwer und mit vielen Komplikationen auf die Welt kommt, kann es sein, dass sich das auf den Erfolg im Leben auswirkt.

Sabine durfte in meinem Heilfeld neu zur Welt kommen und wir klärten auch ihre Mutterlinie. Damit ist sie die Erste in ihrer Herkunftsfamilie, die frei und unabhängig Mutter und erfolgreiche Selbstständige sein darf. Kurz darauf berichtete sie, dass sie sich nun getraut habe, mit ihren Ideen an die Öffentlichkeit zu gehen. Ihr erster Workshop war mit 8 Teilnehmern ein großer Erfolg.

Hier habe ich dir ein paar der Heilsätze aufgelistet, die Sabine während des Heilungsrituals sehr geholfen haben:

- »Ich bin eine kraftvolle, mächtige Frau. Darum geht das auch alles auf.«
- »Ich habe meine Energie eher den anderen gegeben als mir selbst, und das hört jetzt auf.«
- »Jeden Workshop, den ich abhalte, halte ich für meine innere Frau und für all meine Ahninnen, die das nicht konnten.«
- »Liebe Mama, ich bleibe deine Tochter, auch wenn ich es jetzt anders mache als du.«
- »Liebe Mama, schaue freundlich auf mich, wenn mir mein Muttersein und die Selbstständigkeit gleichermaßen gelingen.«
- »Jedes Wort, das ich spreche, spreche ich für diese innere Frau.«

- »Mit der Workshopleitung heile ich auch einen Teil in mir, der sich bislang immer zurückhalten musste.«
- »Liebes Universum, ich brauche Heilung, und der Workshop ist mein Sprungbrett für meine finanzielle Unabhängigkeit.«
- »Mein Erfolg hat ab sofort nichts mehr mit meiner Ahnenlinie und meiner Geburt zu tun. Ich bin frei.«

An diesem Beispiel siehst du, dass eine Umsetzungshemmung tatsächlich oft mit Verstrickungen (in diesem Fall in der Mutterlinie) und Traumata (zum Beispiel bei der Geburt) zusammenhängt. Wenn du also nicht in die Umsetzungskraft kommst, dann empfehle ich dir, zu schauen, was da hinter dieser Blockade steckt.

Falls du jedoch eher das Thema hast, dass du überwältigt bist von der Vision, die du vor Augen hast, und einfach nicht weißt, wie du beginnen sollst, habe ich für dich eine großartige Meditation, die du dir auch als Audiodatei im Downloadbereich runterladen kannst.

Reise zu deiner Bestimmung und dem dazugehörigen Aktionsplan

Atme mehrmals tief ein und aus. Schließe die Augen und lass dich von deinem Herzen zu einem Platz führen, der schön und angenehm für dich ist. Mach es dir bequem. Vielleicht hörst du deine Lieblingsmusik im Hintergrund. Vielleicht siehst du vor deinem inneren Auge deine Lieblingsfarben. Du bist auf jeden Fall an einem Ort, an dem du dich vollkommen entspannen kannst.

Vor deinem inneren Auge kommt ein lichtvolles Wesen auf dich zu. Vielleicht eine Göttin, ein alter, weiser Mann oder ein Engel. Du wirst es sehen. Diese lichtvolle Gestalt übergibt dir eine Pergamentrolle. Darauf steht deine Bestimmung, deine Berufung, dein Ziel. Es ist eine Einladung an dich, weil du alles in dir trägst, um dies zu verwirklichen.

Lass dieses Ziel in dir ankommen. Fühl in deinem Herzen, was das auslöst, wenn du dir vorstellst, dass du dieses Ziel tatsächlich erreichst. Höre, was du hörst. Sieh, was du siehst. Und erlaube dir, dich selbst zu sehen, wenn du an deinem Ziel angekommen bist. Was machst du? Wie fühlst du dich? Mach es groß ... und mach es noch etwas größer.

Nun bittest du ein weiteres lichtvolles Wesen, dir einen Plan mit dem ersten und dem zweiten Schritt hin zu diesem Ziel zu reichen. Was musst du als Erstes tun, um dort anzukommen? Lass jegliche Vorstellung fallen. Mach dich frei und lass dich überraschen, was auf dem Plan steht. Ein elfenhaftes Wesen kommt in dein Bild. In der Hand hat es diesen Plan, der deine ersten zwei Schritte in Richtung deines Zieles beinhaltet. Nimm diesen Plan dankbar an und lies, was da steht. Kannst du etwas damit anfangen? Hast du Angst, diese Schritte zu machen? Sind sie leicht oder eher schwer für dich? Was brauchst du, um diese Schritte umzusetzen? Sind es Ressourcen wie Mut, Risikobereitschaft, Vertrauen, Motivation? Oder ist es eher Hilfe in Form eines Mentors oder einer Mentorin, der oder die dich begleitet? Brauchst du Heilung von etwas, was dich hindert, an dein Ziel zu kommen? Oder sind es praktische Dinge, die nun gefragt sind?

Wenn du es weißt, dann schau, ob du dich dazu verpflichten kannst. Wenn ja, dann kannst du in dein Notizbuch dein Ziel und deine ersten beiden Schritte schreiben. Schreibe darunter, wie und wann du es umsetzt, und am besten machst du dich gleich an die Arbeit. Mein Buch wartet auf dich und wird dich danach auf deinem Weg weiterbegleiten.

Herztipp

Zum Abschluss noch dieser Heilsatz: »Ich bin frei und bereit für meinen Erfolg im Leben.«

5. Das Gesetz der Entsprechung: Was du energetisch aussendest, kommt zu dir zurück

Kennst du das Spiegelgesetz? Es basiert auf dem Gesetz der Entsprechung. Es besagt, dass alles, was du im Außen wahrnimmst, ein Spiegel deines Inneren ist. Aber warum erleben manche Menschen scheinbar gleiche Situationen komplett verschieden?

Wenn du das Gesetz der Entsprechung in der Tiefe verstanden hast, kannst du im Kontakt mit Menschen allein schon durch Zuhören und Zuschauen erkennen, wie es in ihrem Inneren aussieht. Ein Mensch, der aus allem und nichts etwas Dramatisches machen kann, trägt in sich wahrscheinlich ein Drama, das gesehen und befriedet werden möchte. Ein Mensch, der sich in vielen Konflikten wiederfindet, hat in sich Konflikte, die ihn bewusst oder unbewusst quälen. Oft kann man auch an ihren Glaubenssätzen sehen, wie Menschen gestrickt sind. Wenn ein Mensch zum Beispiel von sich sagt, er sei nicht gut genug, dann ist das an sich schon eine Einladung, Situationen im Leben anzuziehen, die widerspiegeln, dass dieser Mensch nicht gut genug ist. Er wird in dem bestätigt, was er glaubt.

Und jetzt stell dir einmal den umgekehrten Fall vor: Ein Mensch ist mit sich und seiner eigenen Geschichte im Reinen. Er hat den Menschen, die ihm Schmerz zugefügt haben, verziehen, und er hat auch sich selbst verziehen, dass er in der Vergangenheit Fehler gemacht hat. Dieser Mensch schaut liebevoll auf sich und er geht achtsam mit sich selbst und anderen um. Außerdem hat er gelernt, sich klar abzugrenzen, wenn etwas oder jemand von außen seinen Frieden stören will. Denn er weiß, dass seine Frequenz heilig ist und erkennt sofort, ob jemand ihm gut oder schlecht gesinnt ist. Dieser Mensch hat auch zu seinen Talenten und Qualitäten gefunden und er zeigt und lebt sie. Er lebt in Übereinstimmung mit seinem Seelenauftrag. Kannst du dir vorstellen, dass dieses Paradies im Inneren logischerweise auch zu einem Himmel auf Erden im Außen führt?

Als ich begann, das Gesetz der Entsprechung zu verstehen und es Schritt für Schritt umsetzte, wurde mir bewusst, wie konsequent und wirksam dieses Gesetz ist. Mir sagte einmal jemand: »Pass auf, was du dir wünschst. Es könnte wahr werden.« Und genau so ist es. Du gestaltest dein Leben – zum Guten oder eben auch zum Schlechten.

Lass uns anhand des folgenden Beispiels noch auf ein sehr interessantes Phänomen schauen, das dieses Gesetz der Entsprechung im ersten Moment infrage stellt.

Fallbeispiel

Karin kam zu mir, eine wunderschöne Frau, gepflegt und mit großartiger Präsenz. Sie hatte einen leitenden Job, war eine erfolgreiche Führungsperson, und gerade war sie befördert worden. Ihr Konto war gut gefüllt und sie lebte ein luxuriöses Leben. Sie hatte ein starkes Mindset und ein ebenso kraftvolles Auftreten. Wo war der Haken? Das war zunächst nicht sichtbar, denn nach außen hin rockte Karin ihr Leben. Doch in Wahrheit sah es ganz anders aus. Sie kam zu mir und bat mich um Hilfe, weil sie verzweifelt war. Zum einen wurde sie immer wieder Opfer fieser Angriffe von Frauen und zum anderen lebte sie keine erfüllende Partnerschaft. Sie lebte polyamorös, weil sie bislang keinen Mann gefunden hatte, der ihr annähernd das Wasser reichen konnte, so erzählte sie. Zu guter Letzt, und dies war ihr wundester Punkt, hatte sie große Probleme mit ihrer 9-jährigen Tochter. Diese ließ sich nirgends einbinden. Keine Schule, kein Freundeskreis war passend. Ihre Tochter war eben lieber unter Erwachsenen. So war es schon immer und einige Jahre war das auch überhaupt kein Problem gewesen. Doch seit einem Jahr wurde sie vor immer größere Schwierigkeiten gestellt. Ihre Tochter hatte sie komplett im Griff. Sie, die taffe Businessfrau, hatte der Tochter oft nichts entgegenzusetzen. Was war nur los?

Karin hatte doch ein geniales Mindset. Ihre Glaubenssätze waren scheinbar perfekt. Sie wusste um ihre Stärken. Sie war eine Kämpferin und sie setzte ihre Ziele beruflich toll um. Ich wendete einen kinesiologischen Test an und kam sehr schnell auf ihre Mutter. »Hör mir auf mit meiner Mama«, kam da von ihr. »Die hat mich physisch und psychisch gequält. Mit der hab ich gebrochen. So eine schreckliche Person. Sie nennt sich Mutter. Da bin ich tausendmal besser. Mein Kind wächst gewaltfrei auf. Meine Tochter darf bestimmen, was für sie das Richtige ist. Und ich habe bei meiner Mutter gelernt, wie man es nicht macht.« Ich konnte Karin so gut verstehen. Wie oft passierte genau das: Ein Elternteil wurde als sehr dominant und gewalttätig erfahren und das Kind entschied sich unbewusst, dass es als Erwachsener mal ganz anders sein wird. Karin führte also unbewusst einen Konkurrenzkampf mit ihrer Mutter.

Systemisch gesehen musste das schiefgehen, denn hier wurde die Hierarchie des Systems missachtet. Karin stellte sich über die Person, die systemisch, also hierarchisch vor ihr war – und damit geriet das System in Schieflage. Oder anders gesagt: Indem Karin die Mutter entwürdigte, entwürdigte sie auch einen wesentlichen Teil in sich selbst – und sie entwürdigte dadurch Frauen an sich. Außerdem kompensierte Karin ihren Schmerz durch das antiautoritäre Erziehen ihrer Tochter. Und die Tochter wurde zur Nörglerin, der man nichts recht machen konnte. Sie zeigte sogar massives Aggressionspotenzial, wenn es nicht so lief, wie sie es wollte. Ich fragte Karin, an wen sie das Verhalten ihrer Tochter erinnerte. »An meine Mutter«, antwortete sie und war selbst erschüttert. Wie konnte das sein? Sie wollte aus diesem Mutter-Tochter-Dilemma aussteigen. Ich erklärte ihr, dass das ein guter Gedanke sei, aber nur möglich sei, wenn sie dabei die systemische Ordnung beachtete, sonst würde es in einem Desaster enden. Ihre Tochter würde ihr sonst weiter das Leben zur Hölle machen, ganz so, wie Karin es als Kind zu Hause erlebt hatte. Außerdem würde sie immer wieder von Frauen angegriffen werden, weil sie selbst einen inneren Kampf mit der Frau führte, die sie zur Welt gebracht hatte.

Mit den Männern war das schwierig, weil sie ja in jedem Fall die Große sein musste und sich anmaßte, besser zu sein als alle anderen. Für Karin war das harter Tobak, aber der Leidensdruck war so groß, dass sie mich bat, sie bei der Heilung dieser Schieflage zu begleiten. In unserem Prozess brauchte sie ein paar Anläufe, bis sie es schaffte zu sagen: »Mama, du bist die Große und ich bin die Kleine. Und auch wenn du ganz vieles getan hast, was mir wehgetan hat, so ist doch was Gutes aus mir geworden. Das Gute von dir nehme ich und das Schlechte lass ich. Mama, ich bin nicht die bessere Frau und auch nicht die bessere Mutter, und ich bleibe deine Tochter, auch wenn ich es mit meiner Tochter anders mache als du. Ich habe viel von dir gelernt. Dafür danke ich dir.«

Karin musste durch viele schmerzhafte Gefühle hindurch. Der ganze unterdrückte Schmerz kam hoch und sie fühlte diese unendliche Traurigkeit, dass ihre Mama sie nie in den Arm genommen hatte. Sie fühlte die Wut, dass ihre Mama ihr immer das Gefühl gegeben hatte, ein Nichts zu sein. Während vieler Sitzungen und Heilräume durfte Karin dieser Wut und dieser Traurigkeit Ausdruck geben. Sie war erschüttert, wie viel Wucht diese unbefriedigten Gefühle hatten. Doch schon nach kurzer Zeit passierte etwas Wunderbares. Ihre Tochter fand eine Gruppe von Mädchen, mit denen sie sich anfreundete. Durch diese Mädchengruppe war sie plötzlich offen dafür, eine ganz normale öffentliche Schule zu besuchen. Es war ihr möglich, sich einzuordnen, und sie musste nicht mehr wie ihre Mama um den richtigen Platz kämpfen. Der richtige Platz war nun da. Karin war sehr erleichtert, dass es zwischen ihr und ihrer Tochter wieder harmonischer lief, und sie durfte lernen, ihrer Tochter Grenzen zu setzen. Sie erkannte, dass es nichts mit Gewalt und Aggression zu tun haben muss, Grenzen zu setzen. Auch die Angriffe anderer Frauen auf sie wurden spürbar weniger.

Nach 6 Monaten Begleitung erzählte Karin mir dann, dass sich das Myom an ihrer Gebärmutter zurückgebildet hatte. Dies hatte sie zuvor gar nicht erwähnt, weil sie es nicht mit unserer Arbeit in Verbindung gebracht hatte. Ein Myom ist ein gutartiger Tumor, der zwar nicht gefährlich ist, aber sehr groß werden und sich vermehren kann. Dadurch treten häufig verschiedene Beschwerden auf, die die Lebensqualität stark einschränken. Wenn man allerdings aus systemischer Sicht darauf schaut, ist es nicht verwunderlich, dass auch der Körper in ein Ungleichgewicht geriet und dieses Symptom entwickelte. Die Entsprechung war offensichtlich, denn die Dysbalance zeigte sich im weiblichsten aller Organe – der Gebärmutter. Und wie der Name des Organs schon sagt, ist es eng mit der Mutter, dem Muttersein und der Mutterschaft *verwoben. Mit der Korrektur in Karins System und der Wiederherstellung der Ordnung darin konnte sich nun auch der Körper wieder ordnen. Das Myom bildete sich zurück.*

Mit den Männern wollte es allerdings auch jetzt noch nicht so recht klappen und so entschied sich Karin, sich weiter begleiten zu lassen. (Doch dies ist eine andere Geschichte und zu diesem Thema kannst du im Kapitel zur partnerschaftssystemischen Ebene mehr erfahren.)

Ich möchte zum Abschluss dieses Kapitels noch betonen: Es ist essenziell, dass du darauf achtest, was du denkst und fühlst. Jedoch müssen gut klingende Glaubenssätze wie etwa in Karins Fall der Satz »Ich bin die Große« nicht unbedingt förderlich sein. Solche Sätze können auch im argen Widerspruch zur systemischen Ordnung stehen und dann gerät alles in Schieflage, obwohl es sich von außen und oberflächlich betrachtet gut anhört. Das Gesetz der Entsprechung spricht eine klare Sprache. Wenn das, was du denkst, nicht in Übereinstimmung ist mit der Ordnung, die allem zugrunde liegt, geht es schief. Und durch die entstehende der Dysbalance kann das ganze Leben eines Menschen aus den Fugen geraten, auch wenn er das Gefühl hat, alles richtig zu machen.

Herztipp

In diesem Sinne ein kraftvoller Heilsatz für dich: »Mein Inneres und das, was ich nach außen trage, sind in Übereinstimmung und völliger Harmonie.«

6. Das Gesetz von Ursache und Wirkung: Du erntest, was du gesät hast

Lass uns jetzt mal den roten Teppich ausrollen und mit einem lauten Tusch alle Sinne auf Empfang schalten. Alle bisherigen Gesetze sind an sich schon Gamechanger, aber dieses 6. Gesetz wird im Allgemeinen verkannt, obwohl damit schon so viele Menschen in meiner Begleitung ihr Leben verändert haben. Es wird sehr unterschätzt. Ich glaube, dass bei vielen bereits angekommen ist, dass alles, was wir aussäen, eine Wirkung hat. Viele wissen, dass Worte, die wir aussprechen, Macht haben. Viele wissen um die Wirkung von Karma. Und viele haben sich entschieden, möglichst kein negatives Karma anzuhäufen und achten sehr darauf, was sie tun und was sie nicht tun. Sie haben verstanden, dass ihr Tun eine Wirkung hat, im positiven wie auch im negativen Sinne.

Und doch sind wir oft wie vor den Kopf gestoßen, wenn wir doch scheinbar Gutes tun und trotzdem immer wieder mit Negativem konfrontiert werden. Was ist die Ursache dafür? Hat es etwas damit zu tun, was du früher mal gemacht oder nicht gemacht hast? »Büßt« du womöglich für etwas, was in deinem System passiert ist und von dem du vielleicht nicht einmal weißt? Wir sühnen als Kinder unserer Ahnen für Vergehen unserer Vorfahren. Es ist, als ob das System nach Ausgleich verlangt.

Vielleicht handelt es sich dabei um etwas, bei dem es gar nicht um dich geht und du hast es dir fälschlicherweise zu Herzen genommen. Es macht dich betroffen und du fühlst dich verantwortlich, obwohl es in Wahrheit gar nichts mit dir zu tun hat.

Zu erkennen, ob das, was dir gerade passiert, tatsächlich mit dir selbst zu tun hat oder eher etwas Übernommenes und Fremdes ist, macht es dir auf dem Weg zur Klarheit einfacher. Dich von dem, was nicht in dir selbst entstanden ist, abgrenzen zu können, erleichtert unmittelbar das ganze System. Und wir können uns dann erfolgreich um die Dinge kümmern, die wir tatsächlich verursacht haben. Diese Klärung ist essenziell, und damit beginnt auch immer meine Begleitung meiner Klientinnen und Klienten. Ich teste zuerst aus, ob das, was sie als Symptom oder Thema mitbringen, in der Ursache überhaupt ihr eigenes ist.

Das Gesetz von Ursache und Wirkung ist von großer Bedeutung und ist nicht nur von dir aus zu betrachten, sondern von allen Systemen aus, mit denen du in Verbindung stehst. Es geht nicht nur um dein Karma und dein Handeln, sondern auch um übernommenes Karma von Urhebern, die du vielleicht nicht einmal kennst, die aber mit dir und deinem System verbandelt sind.

Ein erstes Zeichen für eine Ursache, die nicht bei dir selbst liegt, sondern von dir »nur« übernommen wurde, ist, wenn Willenskraft und Commitment deinerseits nicht ausreichen. Es zeigt sich unter anderem darin, dass immer wieder etwas dazwischenkommt, sodass du dein Ziel nicht erreichen kannst. Es ist, als ob du tun könntest, was du willst, und es gelingt dir einfach nicht. Wie sollte das schließlich funktionieren, wenn du »fremde« Energien und fremdes Karma in deinem Feld hast?

Es muss also nicht alles, was du momentan als dein Problem ansiehst, auch wirklich deines ist. Vielleicht bist du nur verbunden mit diesem Problem und versuchst, ein fremdes Problem zu lösen. Du spürst, dass das enorm kräftezehrend ist – und es führt am Ende nicht zum Ziel. Du wirst sehr viel schneller und anstrengungsloser ans Ziel kommen, wenn du erst einmal weißt, was überhaupt in deiner eigenen Verantwortung liegt und was nicht. Ein anschauliches Beispiel dazu habe ich weiter unten im Kapitel zur Past-Life-Ebene beschrieben. Da erläutere ich den Fall von Maria, die ein schwerwiegendes Alkoholproblem hatte und es auch mit großer Willenskraft nicht geschafft hat, davon loszukommen.

Herztipp

Als Heilsatz für das Gesetz von Ursache und Wirkung kannst du nutzen: »Ich säe Gutes und es kommt tausendfach zu mir zurück.«

7. Das Gesetz der Polarität: Wie du das männliche und weibliche Prinzip lebst

Im vorigen Kapitel habe ich gesagt, dass das Gesetz von Ursache und Wirkung ungeheuer wichtig ist. Doch entfaltet es seine geniale Wirkung erst dann, wenn es Hand in Hand mit dem Gesetz der Polarität daherkommt. Oh, wie sehr ich dieses Gesetz liebe! Es bringt uns direkt zu einem meiner Lieblingsthemen, dem Zusammenspiel von Yin und Yang, von feminin und maskulin. Diese beiden Kräfte, die in uns und in allem wohnen, sind sehr wirkungsvoll, und es geht für dich in der Arbeit damit vor allem um zwei Dinge:

Erkenne zum einen die Polarität in dir an, balanciere sie aus und führe sie klar und wirkungsvoll mit einer geerdeten Qualität. Damit stellst du sicher, dass dein Leben sich kraftvoll und gleichzeitig sanft vor dir ausbreitet. Das zeigt sich immer wieder in einem meiner beliebtesten Programme mit dem Titel »Feminine Power Leadership«. Es basiert auf diesen Prinzipien, also der maskulinen Kraft und Power des Yang und der femininen Herangehensweise des Yin. Es ist eben nicht nur essenziell, dass diese beiden Kräfte ausbalanciert sind, sondern auch, dass du sie mit deinem klar ausgerichteten Self-Leadership führst. Diese innere Haltung bringt oft den Wendepunkt für viele meiner Klientinnen. Während unseres Jahresprogramms lernen sie diese Kräfte kennen, heilen ihre Wunden in der regelmäßigen Begleitung und lösen sich von dysfunktionalen Denkmustern.

Das Gesetz der Polarität zeigt uns auf, dass auf die Nacht der Tag folgt. Dass es kein Licht ohne Schatten gibt. Dass gut und böse, hell und dunkel, weich und hart, schnell und langsam in uns allen und in allem angelegt sind. Dieses Gesetz will uns vermitteln, dass wir unsere Schatten genauso wie unser Licht willkommen heißen sollen. Erst wenn wir beides integrieren, können wir vollkommen sein.

Im Kreissymbol von Yin und Yang steht der helle Teil des Kreises für das männliche Prinzip. Wenn dieses erlöst und frei ist, dann ist die Yang-Kraft pure Energie und Vorwärtsbewegung. Übertragen auf das Leben ist das ungefähr so: Ich will erfolgreich sein und entscheide mich dafür. Jetzt. Ich mobilisiere meine Yang-Kraft. Ich weiß, was ich will und wohin ich will. Ich habe dieses eine Ziel, ich habe diesen Fokus. Es gibt einen Anfang und ein Ende. Es gibt kein Wenn und kein Aber. Ich habe diese eine Absicht, und jetzt gehe ich los und setze sie um. Ich mache daraus einen Plan und bleibe dran – jeden Tag. Ich mache, was notwendig ist – jeden Tag. Disziplin ist meine Freiheit. Ich kann das, weil ich das bin und schon immer war. Und nichts und niemand kann mich aufhalten. Ich mache das und es gelingt. Punkt.

Betrachten wir nun die Yin-Kraft. Yin ist der dunkle Teil des Kreises, dieser steht für das weibliche Prinzip. Yin ist Empfangen, Fühlen, Sein und Werden. Auf das Leben übertragen bedeutet das wiederum: Ich halte den Raum des Männlichen und lasse gleichzeitig los. Ich erwarte nichts. Ich lasse es geschehen und vertraue den Kräften in mir und den Kräften, mit denen ich verbunden bin. Ich nehme alles so an, wie es sich zeigt, denn ich weiß, dass so alles richtig ist. Das Leben spielt mir in die Karten und ist immer für mich. Alles dient. Alles dient mir und meinem Yang. Ich kann mich zurücklehnen und erwarte Wundervolles.

Wenn mir das Resultat nicht gefällt, nehme ich es dennoch bedingungslos und bewertungsfrei an und lasse die Yang-Kraft es korrigieren und Neues initiieren. Ich empfange und mache mich weit. Ich öffne mich und lasse es geschehen. Ich reflektiere und eruiere bei unerwünschten Ergebnissen, woran es liegt. Die Yang-Kraft korrigiert und verändert, wo es notwendig ist, und weiter geht es auf diesem optimierten Kurs. Und dann beginnt wieder die Hinbewegung zum Yin: Ich erwarte nichts. Ich lasse geschehen. Ich nehme alles so an, wie es sich zeigt, denn ich weiß, dass alles richtig ist usw.

Merkst du, dass das Yin ohne das Yang nicht kann? Und dass das Yang ohne das Yin nicht kann? Es braucht immer beide Kräfte. Es braucht diesen Tango, diesen Tanz von Weiblichem und Männlichem. Das ist kein Schieben und Zerren, sondern ein Miteinander-Verschmelzen im selben Takt. Der eine mal vor und der andere zurück. Harmonisch, ohne Druck und dennoch führt die Musik. Sie gibt den Takt vor. Diese Musik ist dein Leadership. Dieses Leadership entscheidet, wann die Musik läuft, wie sie läuft und wie laut oder leise sie ist. Sie macht auch mal einen Stopp. Ohne Musik kein Tango, ohne Führung kein Tango. Und auch ohne Yin und Yang im Gleichklang kein Tango.

Weißt du um dein Yin? Weißt du um dein Yang? Und wenn du um beide weißt, wer führt sie? Wer hält ihnen den Raum? Wer bereitet ihnen die Bühne und das Parkett? Kannst du dir vorstellen, den Tango deines Lebens zu tanzen? Kannst du dir vorstellen, die Polarität in dir zu nutzen, um virtuos auf der Klaviatur des Lebens zu spielen? Dich selbst und deine Kräfte zu führen?

Ich möchte dir erläutern, was sich zeigt, wenn deine Yin- und Yang-Kräfte nicht im Gleichgewicht sind und eher toxisch wirken. Wenn du also gegen dich anstatt für dich arbeitest.

Toxisches Yang ist antreibend, gestresst, aushaltend und verbunden mit einer Haltung von »Augen zu und durch«; es gibt kein Erbarmen, keine Pausen, es soll immer noch höher, noch schneller gehen – und das ohne Rücksicht auf Verluste. Toxisches Yang ist auch über die Maßen autonom und im Kampf-Modus mit der Einstellung: »Ich gegen die ganze Welt.

Ich muss es aushalten. Ich darf nicht jammern und aufgeben. Ich bin stark. Ich schaffe das schon. Am besten mache ich es allein, denn helfen kann mir ohnehin keiner.« Menschen in toxischem Yang sind oft im Widerstand, brechen sehr schnell die Verbindung ab und ihre Kommunikation ist eher aggressiv und autoritär. Sie haben unkontrollierte Gefühlsausbrüche, meist nach einer langen Phase des Aushaltens. Sie fahren über alles drüber. Und wenn sie das nicht bei anderen machen, dann bei sich selbst. Sie gehen schnell zum Angriff und zu Schuldzuweisungen über. Sie sind hart, am härtesten zu sich selbst. Und sie haben Mühe, ihre Impulse zu kontrollieren. Sie sind ihren Gefühlen ausgeliefert und nicht fähig zu filtern, bevor sie agieren.

Toxisches Yin geht hingegen schnell in den Rückzug. Es erstarrt und wird still, fast schon stumm und hilflos. Meist haben Menschen mit toxischem Yin kein eigenes Ziel, sind eher fremdbestimmt. Sie tun zwar viel, aber vor allem für andere, wenig für sich selbst. Sie verlieren sich in den Zielen anderer, haben Verständnis für jeden noch so kleinen Pups und holen für jeden die Kohlen aus dem Feuer. Sie selbst halten still und obwohl sie so immer mehr an Lebensenergie verlieren, trauen sie sich nicht, für sich selbst einzustehen. Denn das toxische Yin im Überschuss lässt das Yang nicht durchkommen. Toxisches Yin kommuniziert wenig, es hat Mühe mit dem Selbstausdruck und stellt sich selbst infrage. Selbstzweifel und Ängste plagen Menschen mit toxischem Yin. Sie halten sich zurück und überlassen anderen die Bühne, obwohl sie selbst auch gern auf der Bühne des Lebens stehen möchten. Sie haben Angst vor Schmerz und Angst davor, sich zu fühlen. Sie sind großzügig und ausgleichend mit allen anderen, sich selbst vergessen sie jedoch immer wieder. Sie setzen keine Grenzen und lassen sich von anderen überfahren. Sie lassen sich die Schuld in die Schuhe schieben, sind zwar fair zu anderen, aber nicht zu sich selbst. Sie sind Everybody's Darling, und selbst bleiben sie auf der Strecke. Sie reden sich Zustände und Situationen schön, auch wenn sie klar erkennen müssten, dass diese nicht gut für sie sind. Sie können sich nicht positionieren und für sich selbst einsetzen. Sie scheuen Konfrontation und halten »um des lieben Friedens willen« still.

Nicht ausbalancierte Yin- und Yang-Kräfte können viele Ursachen haben. Systemisch betrachtet ist es meist ein Hinweis darauf, dass du dir deine Mutter- und Vaterlinie anschauen musst.

In meinen Workshops geht es deshalb in erster Linie darum, toxisches Yin und Yang zu erkennen und zu heilen. Und du ahnst es schon: Darunter liegen Wunden, viele Wunden, facettenreiche Wunden. Ein Erkennungsmerkmal dafür, dass diese Wunden heilen konnten, sind ausbalancierte Yin- und Yang-Kräfte, die sich wunderbar führen lassen.

Damit ist das Gesetz der Polarität dann eines, das für uns arbeitet. Es hält uns in einem wundervollen Gleichgewicht. Von diesem Platz aus ist alles möglich. Wenn du das einmal erkannt hast, also nicht nur im Kopf verstanden, sondern auch vom Gefühl her begriffen hast, dann gelingt es tatsächlich leicht, ein Leben in Balance zu führen.

Das Ineinandergreifen und Führen von Yin und Yang ermöglicht ein entspanntes Leben mit viel Wohlbefinden und Wohlstand. Sind Yin und Yang gleichermaßen frei und aus den toxischen Verhaltensweisen befreit, ergibt sich daraus diese Symphonie von Körper, Geist und Seele, die miteinander im Einklang tanzen. Es ist das Geben und Nehmen im Ausgleich, das Machen und Empfangen im Wechsel.

Aus diesem Grund ist »Feminine Power Leadership« das Fundament von allem, was mir selbst gelingt. Ich lebe nach diesem Prinzip. Es ist klar und stark und gleichzeitig watteweich. Es ist Magie und unerklärlich wirksam. Wenn man jedoch das Ganze in Zusammenhang bringt mit den 8 universellen Gesetzen, wird plötzlich klar, warum Erfolg auf dieser Basis so nachhaltig und tiefgreifend ist.

Herztipp

Zu diesen wunderbaren Kräften mein Heilsatz für dich: »Mein Yin und Yang tanzen in Harmonie miteinander und stärken einander gegenseitig.«

8. Das Gesetz des Rhythmus: Ebbe und Flut sind auch in dir

Zu guter Letzt kommt der Rhythmus, der Takt. Er liegt allem zugrunde und steht in engem Zusammenhang mit dem Gesetz der Polarität. Wenn wir uns nochmals den Tango vor Augen führen, ahnen wir, was mit diesem Gesetz des Rhythmus gemeint ist. Warst du schon einmal an der Nordsee oder am Atlantik? Hast du da die mächtigen Kräfte von Ebbe und Flut gespürt? Ein magisches Herkommen und Weggehen von Wasser. Ich war als Teenager mit meiner Familie in Portugal an der Algarve und gleich bei der Ankunft haben wir dort eine wundervolle Bucht entdeckt, einen perfekten Platz. Leider war es schon etwas spät und wir entschieden, am nächsten Tag gleich in der Früh wiederzukommen, damit wir Zeit haben würden, uns an diesem Plätzchen zu sonnen. Doch am nächsten Tag war das Plätzchen weg. Wirklich weg. Man konnte den Felsen noch erkennen, doch das Wasser stand mindestens zwei Meter höher als am Vortag. Wo kam all dieses Wasser her? Und vor allem, wo ging es gegen Abend wieder hin? Das hat mich damals sehr fasziniert – Ebbe und Flut.

Diese zyklische Bewegung gibt es auch im Leben und wir können noch so beten und uns etwas anderes herbeiwünschen, Ebbe und die Flut lassen sich nicht beeindrucken vom Willen des Menschen. Genauso wenig wie der Zyklus einer Frau. Das Blut kommt und es geht wieder. Der Mond wird voll, dann wird er für uns unsichtbar, wenn Neumond ist. Wir können uns gegen den Rhythmus der Natur stellen.

Du kannst dich dagegenstemmen. Du kannst die Nacht zum Tag machen. Du kannst mit Mitteln wie der Pille eingreifen und deinem ursprünglichen Rhythmus ein Schnippchen schlagen. Doch das rächt sich irgendwann. Mir kommt es vor, als wären wir alle etwas aus dem Takt geraten. Es wird uns suggeriert, dass immer alles möglich ist. Was, wenn das stimmt? Jedoch mit der Einschränkung, dass du auf deine inneren Gezeiten achten solltest.

Machst du Pausen in deinem Alltag? Ich habe zum Beispiel gemerkt, als ich dieses Buch geschrieben habe, wie mir der Text zu diesen 8 universellen Gesetzen aus den Fingern geflossen ist. Magisch! Und dann war ganz klar, dass ich die nächsten 2 Tage Pause machen würde. Ich musste mich bewegen. Das Schreiben zog sich für einen Moment als Ebbe zurück. Ich habe viel für meinen Körper getan und Oberflächliches erledigt, nichts Tiefgreifendes. Ich gehe in solchen Zeiten mit meinem Mann wandern oder ins kleine Städtchen auf einen Espresso und um ein bisschen zu flanieren. Ich muss auf die Gezeiten in mir achten, sonst gerate ich unter Druck. Und das wäre schädlich für alles, was ich zu tun habe. Ich glaube an Frequenzen und Energie und da ich auch dieses Buch im Rhythmus meiner inneren Gezeiten geschrieben habe, gut auf mich geachtet, mich genährt und mich nicht vergessen habe, waren Frohsinn und Motivation meine Begleiter, und das kann dich beim Lesen genauso beeinflussen wie die Worte, die du liest.

Was wäre nun, wenn auch du zu deinem eigenen Rhythmus findest? Wie wäre es, wenn du nach einer Phase des Inputs ganz natürlich Output liefern kannst? Was wäre, wenn du dich nach Zeiten des Performens, des Ablieferns, einfach zurückziehen kannst, um dich selbst wieder zu nähren und um Neues zu empfangen? Wie wäre es, wenn dir das auf einer konstanten täglichen Basis gelingen würde, sodass du nicht über Monate oder Jahre hinweg performst, um irgendwann zu merken, dass du leer bist und gar nicht mehr kannst?

Was wäre also, wenn du akzeptierst, dass du diesen Rhythmus in dir hast, in dem sich Geben und Nehmen, das Liefern und das Erholen ständig abwechseln, und du dies zu deinem Lifestyle machst? Dann musst du dich nie wieder monatelang oder gar jahrelang erholen oder zurückziehen und musst auch nicht komplett abbrechen oder gar zusammenbrechen. Dieser Lifestyle ist für mich ebenfalls eine Art, das Leben zu gestalten.

Und diesen Lifestyle lege ich auch dir ans Herz. Achte auf deinen Rhythmus. Du sollst geben und performen! Dafür bist du gemacht. Du kannst das. Du wirst gebraucht, und du sollst dienen mit all dem, was in dir steckt. *Und* du sollst dich genauso selbst nähren, erholen und empfangen. Du sollst dich feiern und genießen. Wenn das fehlt, brennst du aus. Das Gesetz des Rhythmus ist essenziell für unsere Gesundheit!

Herztipp

Dieser Heilsatz kann dich stärken: »Ich ehre den Rhythmus von Ebbe und Flut in mir und folge ihm.«

Jetzt lade ich dich ein, dieses Buch für ein Weilchen beiseitezulegen. Verdaue erst einmal, was du bisher gelesen hast. Vielleicht magst du es später noch einmal nachlesen, damit es noch mehr in dir ankommt. Und wenn du es verdaut und integriert hast, nimmst du das Buch voller Freude und Motivation wieder zur Hand und liest weiter. Aber lege jetzt erst einmal eine Pause ein. Vielleicht magst du noch die folgende Meditation mit mir machen, die dich ins Land des Empfangens führt. Sie hilft dir zu integrieren, was du bis jetzt gelesen hast.

Die Meditation der inneren Ruhe

Lies dir den Text für diese Meditation in Ruhe durch. Und wie weiter oben schon erwähnt, kannst du dir danach auch die Audiodatei dazu anhören (siehe dazu vorn die Infos zum Downloadbereich meiner Website) oder zum Üben den Text auch für dich selbst einsprechen.

Setz dich oder leg dich bequem hin. Atme einige Male tief ein und aus. Du lässt dich nun in ein Land entführen, in dem du wundervolle Natur vor deinem inneren Auge siehst – grüne, saftige Weiden, Blumenwiesen so weit das Auge reicht. Die hügelige Landschaft breitet sich in harmonischen Farben vor dir aus. Du siehst einen Weg, der dich einlädt, ihm zu folgen. Vorbei an Auen und Blumenwiesen kommst du schließlich an einem kleinen Teich an. Er ist kristallklar und in seiner Mitte siehst du eine riesige Lotusblume. Sie entfaltet sich in voller Pracht. Du entdeckst neben dir ein kleines Boot und weißt sofort, dass es dich zu dieser wundervollen Lotusblüte führen wird. Du steigst ein und anstrengungslos treibst du in Richtung Lotusblume. Als du ankommst, berührst du die Blume, fühlst ihre riesigen Blätter. Die Lotusblume lädt dich ein, auf ihr Platz zu nehmen. Und obwohl du das noch nie gemacht hast und auch nicht weißt, ob die Blüte dein Gewicht tragen kann, steigst du vertrauensvoll auf die Blütenblätter. Elfenhaft gleiten deine Füße über die samtweichen Blütenblätter des Lotus. In der Mitte angekommen, legst du dich auf den Rücken und lässt dich von der watteweichen Gestalt des Lotus tragen. Schwebend wirst du nun getragen und sanft geschaukelt.

Liebliche Musik ertönt im Hintergrund und du spürst, wie du mit jedem Atemzug mehr zur Ruhe kommst. Dein ganzer Körper lässt los. Der Lotus nimmt all deine Anspannung, all deinen Stress, all deine Unruhe in sich auf und du fühlst dich mit jedem Atemzug leichter. Immer mehr versinkst du in diesem wundervollen Gefühl des Getragen- und Beschütztseins. Dein Herz flüstert dir »Danke« ins Ohr. »Danke, du Wundervolle, dass du mich entspannen lässt und dass ich meine Frequenz wieder fühlen kann.«

Genieße dein Herz. Atme und nimm dieses wohlige Gefühl in dich auf. Du weißt, du kannst immer wieder zu diesem wunderbaren Lotus kommen. Dein Herz tankt hier auf und dein Körper lässt alles los, was er loslassen möchte. Alles, was wichtig ist, nimmt Platz in dir. Alles, was nicht notwendig ist, nimmt der Lotus in sich auf …

Nun reckst und streckst du dich spürbar erfrischt. Du darfst mit diesem wunderbaren Gefühl der Verbundenheit mit deinem Herzen und dem Lotus wieder zurück in den Raum kommen. Atme tief ein und aus und komme in deiner Zeit zurück. Du machst die Augen auf und fühlst dich wunderbar erfrischt und aufgetankt.

6 EBENEN, DIE DICH HEILEN

In diesem Kapitel lernst du die 6 Ebenen der systemischen Heilung kennen, mit denen ich arbeite und Menschen begleite. Die Heilung auf diesen Ebenen braucht es, um auf der Seelenebene ganz zu werden und frei vorangehen zu können. Doch damit du mich und mein Wirken in der Tiefe verstehen kannst, ist es wichtig, dass ich dir zunächst ein paar Begrifflichkeiten näherbringe, die die Grundlage zum Verständnis des systemischen Arbeitens sind.

Felder, Frequenzen und Systeme – was bedeutet das?

Ich spreche in meiner Arbeit oft von Feldern und Frequenzen. Was bedeutet das? Um das zu erklären, möchte ich dich zunächst in die Begrifflichkeit der morphischen bzw. morphogenetischen Felder mitnehmen. Morphische Felder kann man sich vorstellen wie Netze, die wir zwar nicht sehen können, die sich aber um die ganze Erde spannen und ein zusammenhängendes Energiefeld bilden. Der britische Biologe Rupert Sheldrake hat in den 1980er Jahren durch seine Forschungsarbeit auf die vielschichtigen Einflüsse morphogenetischer Felder aufmerksam gemacht. Diese Felder verbinden durch Kreuzungslinien und immer neue Verknüpfungen alles und jeden. Über diese Verbindungen können Informationen von Feld zu Feld übertragen werden und Sheldrake sah darin die Grundlage des fortwährenden Informationsaustauschs und Wandels.

Morphogenetische Felder übertragen also Informationen, und zwar auch im Bereich der Gedanken und Gefühle. Das bedeutet für meine Arbeit als Heilerin von Systemen, dass ich im morphogenetischen Feld jederzeit sowohl die Gegenwart als auch das Vergangene und das Zukünftige »sehen« kann. Es bedeutet außerdem, dass ich, wenn du mit mir arbeitest, die Informationen über dich, deine Familie und alle darin enthaltenen Zusammenhänge wahrnehmen kann. Es ist, als ob ich im Buch deines Lebens und den damit verbundenen Verbindungen und Verstrickungen lesen kann. Es zeigt sich sehr schnell und eindrücklich, was korrigiert werden soll und was so bleiben kann, wie es ist.

Dein Feld ist also lesbar und zeigt sich nach meiner Erfahrung schichtweise. Ist eine erste Schicht erkannt, korrigiert und befriedet, zeigt sich eine weitere, eine tiefer liegende Ebene. Das erklärt auch, warum tief traumatisierende Erlebnisse sich in der systemischen Arbeit nicht sofort eröffnen, sondern erst, wenn offenbar genügend Ressourcen vorhanden sind, damit diese tiefer liegende Ebene sich zeigt. Wahrscheinlich wären wir alle komplett überfordert, wenn wir auf einen Schlag alle Zusammenhänge sehen und erfassen könnten.

Bei der Arbeit im morphogenetischen Feld ist außerdem wichtig zu wissen, dass es eine erhebliche Rolle spielt, wer in deinem Feld liest. Wenn ein Mensch selbst belastet ist und somit wenig Energie und Ressourcen zur Verfügung hat, kann sich dein System nicht so öffnen, wie es vielleicht bei einer anderen, weniger belasteten Person der Fall wäre. Es ist, als ob sich die morphogenetischen Felder mittels der zusammentreffenden passenden Frequenzen öffnen können. Das erklärt auch, warum Menschen mit der richtigen Begleitung in eine ungeahnte Tiefe kommen können. Wenn das morphogenetische Feld des Coachs oder der Mentorin in der Tiefe sehr klar und bewusst ist, dann wirkt das wie eine Einladung an das Feld des Klienten oder der Klientin, sich ebenfalls in der Tiefe zu öffnen.

Ein weiterer wichtiger Aspekt bei der Heilung des Feldes ist die Lösungsbereitschaft im Feld der Klienten und Klientinnen. Wenn dieses nicht bereit ist für Lösung, kann der Coach auch wenig ausrichten. Eine Lösung ist nur in dem Maße möglich, wie ein Klient bereit ist, diese zuzulassen. Im Umkehrschluss bedeutet das, dass der Klient nur so viel Lösung geboten bekommen kann, wie der Coach selbst schon an Lösung für sich und sein Feld bekommen hat. Oder anders gesagt, kann ein Coach und Heiler nur so weit in die Lösung und Heilung begleiten, wie er selbst schon geheilt ist. Sein Feld und die darin enthaltene Energie muss der Frequenz von tiefgreifender Lösung, Transformation und Heilung entsprechen. In dem Moment, in dem du in dieses Heilfeld kommst, sind dir ganz andere Lösungen möglich. Dein Feld braucht in gewisser Hinsicht eine neue Frequenz, eine Frequenz der Lösung und der Heilung. Das »animiert« dein Feld, sich mitaufzuschwingen. Ein Feld schwingt grundsätzlich mit seinem Umfeld mit und dein Feld will sich aufmachen auf neue Wege. Darum ist es so wichtig, dass du dein Umfeld gut auswählst.

Finde deine inneren Kraftplätze

Wenn du dein eigenes morphogenetisches Feld mit neuen Lösungen und durch Heilung in eine höhere Frequenz bringst, ist das nach außen hin spürbar und sichtbar. Und die Reaktionen im Außen werden dir das spiegeln. Du wirst andere Menschen und Situationen anziehen, die deiner neuen Frequenz entsprechen. Das, was du momentan erlebst, entspricht haargenau der Frequenz deines Feldes.

Wir alle nehmen Felder und Frequenzen wahr, ob wir wollen oder nicht. Wir fühlen uns von jemandem entweder angezogen oder abgestoßen oder wir bleiben davon unberührt. Meist fühlen wir uns hingezogen zu Menschen mit ähnlichen Frequenzen. Und falls dir diese Frequenz nicht gefällt, kannst du sie verändern. Wenn du dir ein neues Ziel setzt und daran arbeitest, wirst du im besten Fall anders wählen als zuvor. Du wirst dich bewusst Menschen mit dieser Frequenz annähern wollen. Es fällt so viel leichter, ans Ziel zu kommen, wenn du dich in einem Feld bewegst, dessen Frequenz die DNA deines Wunsches in sich trägt.

Falls du dir das mit Menschen nicht so gut vorstellen kannst, lass es mich anhand von Plätzen erklären. Spüre dich erst einmal in das Feld eines ehemaligen Kriegsschauplatzes ein. Auch wenn dort kein Blut mehr fließt und keine Leichen mehr liegen, wirst du eine gewisse Frequenz wahrnehmen. Es wird dort eher gruselig, kalt und beängstigend sein und du wirst dort wahrscheinlich nicht zur Ruhe kommen können.

Begib dich nun stattdessen in deiner Vorstellung an einen Kraftplatz. Es gibt auf der Welt viele Kraftplätze, heilige Stätten und Orte der Wunder. Zum Beispiel einer der Tempel der Göttin Isis in Ägypten kann so ein Ort sein. Zusammen mit 12 Frauen war ich in solch einem Isis-Tempel und habe mich mitnehmen lassen in die Magie dieses Ortes. Wir waren uns alle einig, dass man das Heilige fühlen kann. Wenn du dich in so einen Kraftplatz einfühlst, nimmst du eher Wärme, Geborgenheit, Ruhe, Ankommen und Frieden wahr. Stell dir nun vor, du möchtest mit Leichtigkeit Entspannung finden, möchtest Gelassenheit und Liebe in dir tragen und du hast zwei Möglichkeiten: Entweder du gehst zum Kriegsschauplatz oder zum Tempel der Isis. Wir sind uns wohl einig, dass der Tempel es dir einfacher machen wird, zu Gelassenheit und Liebe zu kommen.

Nun gibt es aber Menschen, die zwar sagen, dass sie endlich Ruhe haben wollen, aber dennoch den Kriegsschauplatz wählen. Sie fühlen sich unbewusst angezogen von Kampf und Krampf. Dies entspricht ihrer Frequenz und sie fühlen sich an diesem Ort tatsächlich wohler als dort, wo es fast langweilig ist. Wenn kein Drama herrscht, werden sie unruhig, denn irgendetwas geht da ja wohl nicht mit rechten Dingen zu.

Meine Frequenz strahlt Klarheit, Ruhe, Liebe, Magie und Frieden aus. In mir ist es geordnet und darum fühlen sich Menschen von mir angezogen, weil sie das auch möchten. In mir ist auch die Kampfarena befriedet. Die gab es, und sie ist noch da, doch in ihr ist es ruhig. Daraus ergibt sich, dass sich Menschen im Kampf von mir angezogen fühlen. Allerdings nur jene, die den Kampf in sich ebenfalls befrieden und begraben wollen. Durch die vielen Lösungen und Heilungen, die ich selbst an mir und in meinem Feld erlebt habe, bin ich selbst zu einem System, einem Feld geworden, das Menschen automatisch anzieht. Gleichzeitig wirke ich abstoßend auf Menschen, die nichts von Klarheit halten und diese nicht wollen. Menschen, die an der Oberfläche bleiben und nicht in die Tiefe gehen wollen, finden mich komisch. Menschen, die nicht interessiert an Lösungen sind, machen einen Bogen um mich.

Deshalb kommen in mein Feld Klientinnen und Klienten, die genauso sind, wie ich sie mir gewünscht und kreiert habe. Es sind Menschen, die nach Frieden und nach Lösungen suchen und bereit sind, sich zu bewegen, auch wenn sie ungewohntes Terrain betreten müssen. Menschen, die genug gekämpft und gelitten haben, die Stress, Drama und Krampf zu Genüge kennen. Nun wollen sie Leichtigkeit und die Erfüllung ihrer Träume. Es sind Menschen, die sich oft gar nicht mehr erinnern, wer oder was sie sind. Sie haben sich verloren auf den Kriegsschauplätzen der anderen, haben auf fremden Baustellen campiert – und dies oft ihr ganzes Leben lang. Menschen, die zu mir kommen, wollen vielleicht immer noch campieren, nun aber an einem Ort, an dem sie entspannt die Abenteuer des Lebens erleben dürfen.

Deine Frequenz wirkt genauso. Und wenn das Feld der Menschen, von denen du umgeben bist, dem entspricht, was du dir wünscht – prima! Wenn es in dir gleichzeitig genauso ruhig und entspannt ist wie im Außen – umso besser! Dann bist du bei dir selbst angekommen und das Außen spiegelt dein Innen in Perfektion wider. Wenn du jedoch nicht glücklich bist mit dem, was in dir ist, oder mit dem, was im Außen passiert, dann könnte es sein, dass du auf einem Feld campierst, das eher einem Kriegsschauplatz ähnelt.

Ich lade dich ein, das Altbekannte zu verlassen und gemeinsam mit mir in die faszinierende Welt des Familiensystems einzutauchen. Es wird dir so viel Neues eröffnen und kann der Schlüssel sein zu deinem Potenzial und zur Erfüllung deiner Sehnsüchte.

Du wirst verstehen lernen, warum die Dinge bei dir so sind, wie sie sind. Und im besten Fall wirst du Lust bekommen, deine eigene Frequenz so zu verändern, dass du morgen am Platz deiner Träume aufwachst, den Liebsten an deiner Seite herzvoll küsst und mit Freude dem nachgehst, was dich glücklich macht. Du wirst zu einer Quelle für andere, ohne dass deine eigene Quelle versiegt.

Systemische Arbeit – alles ist in Beziehung

Hier möchte ich zunächst ein paar Begriffe erklären und die Wichtigkeit des sicheren Raumes betonen, bevor ich genauer darauf eingehe, was unter der familiendynamischen Ebene zu verstehen ist. Ich arbeite systemisch, integrativ, transformativ und ressourcenorientiert. Was bedeutet das?

- *Systemisch:* Nichts existiert für sich allein. Alles steht in Beziehung zueinander, und systemisches Denken konzentriert sich auf das Zusammenspiel und die Wechselwirkungen zwischen den verschiedenen Einzelteilen und auf die Verbindung der Einzelperson zum System. Der systemische Ansatz sieht nicht ein für sich stehendes Individuum, sondern erkennt die Interaktion mit dem Umfeld. Und da wird deutlich, dass wir Menschen immer bemüht sind, uns an die Umwelt anzupassen, um wieder ein Gleichgewicht herzustellen, selbst wenn das Leid verursacht. Denn es gilt: Man kann nicht *nicht* in Beziehung sein. Den Menschen als System zu verstehen, bedeutet, ihn mit all seinen Anteilen und Ebenen und im Kontext von Familie, Berufsfeld und Gesellschaft zu sehen.
- *Integrativ:* Integration ist das Gegenteil von Abspaltung, Verdrängung, Ausschluss und Entfremdung. Integratives

Arbeiten ist bedürfnisorientiert, flexibel und bestrebt, den Menschen in seiner Ganzheit zu betrachten. Integrative Methoden dienen dazu, diese Ganzheit wiederherzustellen. Im Kontext der systemischen Heilung betrachtet geht es dabei um das »Ganz-Werden« und darum, die eigene wahre Natur und wahre Identität wiederzufinden.

- *Transformativ:* Transformation bedeutet Umwandlung. Transformative Methoden bringen einen Prozess der Veränderung in Gang, in dem ein Ist-Zustand in einen angestrebten Wunsch-Zustand verwandelt werden soll. Es geht um eine Veränderung hin zu etwas Besserem und zu einem positiveren, heileren Befinden.
- *Ressourcenorientiert:* Die Arbeit des systemischen Heilens orientiert sich an den Ressourcen, die ein Klient mitbringt, sie ist fördernd und hilft dem Klienten, seine Stärken zu erkennen. Es braucht den ressourcenorientierten Ansatz, um den Blick darauf zu richten, dass auch in vielen destruktiven Mustern große Ressourcen stecken können. Ressourcen sind Brücken zu den Zielen des Menschen.

Wie bereits erwähnt, sind aber die Basis für das Gelingen systemischer Heilung der sichere Raum und das hochenergetische Feld. Damit sich Menschen gut begleitet fühlen, braucht es diesen sicheren Raum. Deshalb sind folgende weitere Eigenschaften für eine Begleitung notwendig: Verlässlichkeit, Transparenz, Klarheit, Offenheit, Toleranz und Bewertungsfreiheit, Struktur, Freundlichkeit und Wohlwollen, Präsenz, Empathie und Verbundenheit. Ein Heiler muss in dieser Arbeit parteilich sein, in dem Sinne, dass er zu 100 Prozent hinter dem Klienten steht. Gleichzeitig muss er fähig sein, eine Meta-Perspektive einzunehmen, also von einer übergeordneten Ebene aus auf die Situation und das System zu schauen. Kompetenz und Wissen (Kompetenz entwickelt sich aus Wissen), Stabilität und Standfestigkeit, Erfahrung, die Fähigkeit zur Selbstreflexion, gute Führungsqualitäten und Selbstsicherheit gehören außerdem dazu. Ein systemischer Heiler braucht ein gutes Verständnis für und von sich selbst sowie die Fähigkeit, die eigenen Kompetenzen und Grenzen zu erkennen, um sich weder zu unter- noch zu überschätzen. Er muss dafür nicht alle Themen in sich geklärt haben – wir bleiben letztlich immer Schüler – aber er braucht das Wissen darum, dass er Anteile in sich hat, die vielleicht noch Hilfe brauchen, die nicht ganz geklärt und noch verletzt sind. Er muss Meister im eigenen Leben sein oder zumindest dort, wo er Menschen begleitet. Erst dann ist es möglich, ein Heilfeld aufzubauen und Menschen darin halten zu können, wenn sie tief ins System eintauchen. So kann der Heiler in seiner inneren Sicherheit verweilen. Er bleibt gut mit sich verbunden und in seiner Mitte, auch wenn der Klient emotional Aufwühlendes durchläuft. Der Heiler bleibt gut verankert in seiner Selbstregulation.

Stell dir vor, du wirst in dieser Art und Weise begleitet. Du fühlst dich gesehen, sicher, unterstützt, verstanden, respektiert, ermächtigt, selbstbestimmt, anstatt die Erfahrung zu machen, nicht gesehen zu werden und dich unsicher, alleingelassen, nicht verstanden, verunsichert, unter Druck gesetzt, übergangen und abgelehnt zu fühlen. Das wäre eine Retraumatisierung anstatt einer Heilung.

Reflexionsfragen

* Was ist dir als Klient wichtig in Sessions mit einem Coach oder einer Heilerin?
* Welche Erfahrungen hast du mit der systemischen Arbeit bisher gemacht?
* Welche Unterschiede konntest du bemerken?

Der systemische Ansatz und die Ordnungen der Liebe

Was systemisch bedeutet, habe ich schon kurz erklärt. Der Kerngedanke ist, dass nichts für sich allein existiert und alles miteinander in Beziehung steht. Wir können dies gut in der Natur sehen, wo alle Vorgänge darauf ausgerichtet sind, einen Ausgleich herzustellen und in Balance zu kommen. Und auch für uns gilt: Wo zu viel Yang, braucht es das Yin. Wo also Krieg herrscht, braucht es den Frieden, wo es Streit gibt, braucht es die Versöhnung und wo Schwere ist, braucht es Leichtigkeit.

Der Mensch ist ein System, das im Zusammenklang mit all den Systemen, die es umgeben, existiert. Dazu gehören Familie, Partnerschaft, das Feld des Berufs und der Freizeit und die Gesellschaft insgesamt. All das sind Systeme, die wiederum aus Einzelelementen bestehen und alle stehen sie in Beziehung miteinander. Verändert sich ein Element, hat das Auswirkungen auf alle anderen Elemente. Durch den systemischen Ansatz gelingt es, größere Zusammenhänge zu erkennen und uns nicht in Details zu verlieren.

Der bekannte Familientherapeut Bert Hellinger, durch den die systemische Methode des Familienstellens bekannt geworden ist, führte in diesem Zusammenhang den Begriff der Ordnungen der Liebe ein. Er sagte, Liebe sei in Beziehungen nicht genug, es brauche diese Ordnungen, damit die Liebe gelingen könne. Nach ihm gibt es 3 Grundordnungen, und zwar die Ordnung der Zugehörigkeit, die Rangordnung und die Ordnung des Ausgleichs zwischen Geben und Nehmen.

Zugehörigkeit

Jeder Mensch hat seinen Platz, einen Platz in der Familie, einen Platz in dieser Welt. Jeder Mensch gehört zu einem System. Diesen Platz im Leben zu finden, ist essenziell für das Gelingen des Lebens. In Familien passiert es oft, dass nicht zugehörige Familienmitglieder von Nachkommen vertreten werden. Es ist, als würden die Vergessenen, Ausgestoßenen, »Komischen« von Nachkommen nachgeahmt, um ihnen diesen Platz dennoch zu geben.

Bei Hellinger heißt es dazu: »Alle, die zu unserer Familie gehören, haben das gleiche Recht dazuzugehören.

Sobald einem Mitglied der Familie diese Zugehörigkeit verweigert oder abgesprochen wird, entsteht eine Unordnung mit weitreichenden Folgen. (...) Wo es den Ausschluss eines Mitglieds der Familie gab, entsteht eine Bewegung in der Familie, um das ausgeschlossene oder vergessene Mitglied wieder zurückzuholen und ihm den ihm zukommenden Platz wieder einzuräumen. Bis dahin wird es von einem anderen Mitglied vertreten. Die ausgeschlossene Person nimmt Besitz von diesem Mitglied, ohne dass sie es wahrnimmt. Sie macht sich durch dieses Mitglied in der Familie bemerkbar. Dieses Mitglied fühlt sich ebenfalls ausgeschlossen. Es übernimmt die Gefühle und die Symptome des ausgeschlossenen Mitglieds und letztlich dessen Schicksal.« (Siehe Literatur- und Quellenverzeichnis.)

Offensichtliche Beispiele für den Ausschluss aus einem System sind Abtreibung, Mord, Adoption, verstorbene und verheimlichte Kinder, aber auch Mitglieder, die in ihrem Verhalten und Agieren deutlich anders sind als die anderen. Durch diesen Ausschluss von Familienmitgliedern entsteht eine Bewegung innerhalb des Systems, um diese Menschen wieder hineinzunehmen. Es kann also sein, dass ein Nachkomme eher das Schicksal eines Ahnen nachlebt, als seinen eigenen Platz einzunehmen. Er kann dadurch dieselben Gefühle und Symptome wie sein Ahne haben. Dies nennt man Verstrickung und diese Verstrickungen können mittels systemischer Aufstellungsarbeit nicht nur sichtbar gemacht werden, sondern auch so korrigiert werden, dass der Mensch endlich sein eigenes Leben leben kann. Dies ist die Grundlage von Glück, Erfolg und gelingender Liebe.

Rangordnung

Hellinger erklärt dieses Lebensprinzip folgendermaßen: »Die Rangordnung verlangt, dass jeder in seiner Familie den ihm bestimmten Platz einnimmt, der nur ihm zukommt. Diese Rangordnung ist eine hierarchische Ordnung.

Das heißt: In der Familie gibt es einige, die höher stehen und von daher zuerst kommen, und andere, die unter ihnen stehen und nach ihnen kommen. Die Rangordnung wird durch die Zeit der Zugehörigkeit bestimmt. Wer früher ein Mitglied der Familie war, hat Vorrang vor denen, die nach ihm kamen. So kommen die Eltern vor ihren Kindern, das erstgeborene Kind vor dem zweiten usw. Wenn sich ein später Hinzugekommener über jemanden erhebt, der vor ihm da war, verstößt er gegen diese Rangordnung. Jeder in der Familie hat seinen eigenen, ihm zustehenden Platz. Niemand kann und darf ihm diesen Platz streitig machen, indem er sich beispielsweise über ihn erhebt oder ihn von seinem Platz verdrängen will. Die Eltern sind die ›Großen‹ und die Kinder sind die ›Kleinen‹, das bedeutet, dass die Kinder auf der Elternebene nichts verloren haben.« (Siehe Literatur- und Quellenverzeichnis.)

Wenn sich also jemand über den vorrangigen Menschen erhebt, entsteht eine Unordnung. Dieses Sich-Erheben über den anderen hat oft verheerende Folgen. Es geht in der systemischen Arbeit darum, diese natürlichen Rangordnungen wiederherzustellen, damit Schlimmes aufhören und Ruhe einkehren kann.

Ausgleich

Auch zu diesem Prinzip noch einmal Bert Hellinger: »Der Ausgleich von Geben und Nehmen wird uns durch unser Gewissen vorgegeben. Es dient dem Austausch in unseren Beziehungen. Sobald wir von jemandem etwas nehmen oder bekommen, fühlen wir uns verpflichtet, ihm ebenfalls etwas zu geben und zwar etwas Gleichwertiges. Das heißt: Wir fühlen uns bei ihm so lange in Schuld, bis wir ihm etwas Entsprechendes zurückgeben und damit die Schuldbeglichen haben. Danach fühlen wir uns ihm gegenüber wieder frei. Denn das Gewissen lässt uns so lange keine Ruhe, bis wir ausgeglichen haben.« (Siehe Literatur- und Quellenverzeichnis.)

Dieser Ausgleich hat also mit unserem Gewissen zu tun und sobald wir etwas bekommen, haben wir das Bedürfnis, wieder etwas zurückzugeben. Dieses Prinzip von Geben und Nehmen gilt allerdings nicht für Eltern und Kind, sondern in der Partnerschaft und weiteren Beziehungen. Der gesunde Weg ist, dass beide in gleichem Maße geben und nehmen. Wenn der eine mehr gibt, als der andere zu geben vermag, kommt die Beziehung ins Straucheln – und misslingt. Das Bedürfnis nach Ausgleich erfahren wir auch, wenn uns etwas Schlimmes angetan wurde. Dann fordert unser Gewissen den Ausgleich. Der Täter geht in die Sühne und gleicht unbewusst aus, denn er spürt, dass er zu weit gegangen ist. Das Opfer fordert einen Ausgleich, damit wieder Ruhe einkehrt. Geben und Nehmen verlangt nach Achtsamkeit und hat eine große Bedeutung für gelingende Partnerschaften.

Die systemische Suche nach dem »Warum?«

Als ich begann, mich mit mir auseinanderzusetzen, gab es eine Frage, die mich in unterschiedlichen Versionen immer wieder einholte: Warum? Warum konnte ich nicht richtig essen? Warum fühlte sich alles so schwer an? Warum war ich auf der einen Seite eine großartige Lehrerin, brachte aber privat gefühlt nichts auf die Reihe? Ich wollte so gerne verstehen, warum das alles mit mir passierte, denn irgendwie hatte ich das Gefühl, fremdgesteuert zu sein. Doch von wem? Und von wo?

Ich habe dazu einiges gelesen, doch keines der Bücher konnte mir die Antworten auf diese Fragen geben. Die Gruppe der Anonymen Esssüchtigen lieferte genauso wenig Antworten wie drei Jahre Psychotherapie. Das führte dazu, dass ich zunehmend das Gefühl hatte, ein hoffnungsloser Fall zu sein. Vielleicht hatte ich ja einen Vogel, war einfach irgendwie gestört und unheilbar? Diese Gefühle begleiteten mich viele Jahre.

Doch eines Tages schien mir das Glück hold zu sein. Ich entdeckte einen Artikel über Kinesiologie. Es gab also eine Testmethode, mit der ich herausfinden konnte, woran das alles lag und wo die Ursache zu finden war? Ich durchforstete das Internet und fand am selben Tag das Angebot einer 2-jährigen Ausbildung in integrativer Kinesiologie. Ich wusste: Das musste ich machen. Dabei wollte ich gar keine Kinesiologin werden, vielmehr wollte ich für mich Antworten auf all die quälenden Fragen finden. Und diese Antworten sollte ich bekommen, als ich mich mit dem systemischen Heilen beschäftigte und mit den 6 Ebenen, auf die es einwirkt. Was für eine Erleichterung, was für ein Segen, endlich Klarheit in mein Kopfchaos zu bringen!

Lass uns jetzt in die Welt des systemischen Heilens einsteigen. Es werden 6 Ebenen unterschieden, mit denen ich auch arbeite:

1. Die geistig-mentale Ebene
2. Die seelisch-emotional-energetische Ebene
3. Die familiensystemische Ebene
4. Die partnerschaftssystemische Ebene
5. Die fremdenergetische Ebene
6. Die Past-Life-Ebene

1. Die geistige-mentale Ebene: Viel mehr als der Verstand

Erst einmal im Kopf zu erfassen, dass wir mehr sind als das, was wir mental begreifen und verstehen können, ist zunächst eine Herausforderung. Für viele ist allein der Gedanke, dass sie sich mit Ursachen beschäftigen müssen, ein Gräuel. Statt in die Tiefe zu gehen, lassen sie sich lieber erzählen, wie sie möglichst schnell vorankommen können. Doch etwas zu wollen oder Bescheid darüber zu wissen, was man tun soll, ist noch lange keine Garantie dafür, dass es funktioniert. Wenn all das, was wir bereits verstanden haben, gelingen würde, hätten wir alle deutlich weniger Leidensdruck.

Doch so einfach scheint es nicht zu sein. Wissen allein macht eben nicht den Unterschied, und das ist nach einer so langen Zeit, in der wir gesellschaftlich auf Wissensansammlung getrimmt wurden, nicht leicht zu akzeptieren. Wir wollen verstehen und doch müssen wir erkennen, dass so vieles vom Verstand her nicht zu erklären ist.

Fallbeispiel

Ein Unternehmer kam zu mir mit dem Anliegen, dass er immer wieder Fehlinvestitionen tätigte und daran etwas ändern wollte. Seit Jahren strauchelte er immer wieder wegen dieses Themas und kam finanziell nie in die wohlverdiente Leichtigkeit. Seine Frau litt mit und den beiden Kindern ging es ebenfalls nicht gut. Er wollte von mir eine neue Strategie.

Doch vor der neuen Strategie war es notwendig, das Alte anzuschauen. Als er das von mir hörte, war er mehr als im Widerstand. Geistig-mental war es ihm nicht möglich zu begreifen, dass sogar Themen seiner Ahnen mit dieser immer wieder auftauchenden Existenzangst zu tun haben könnten. Ich erklärte ihm, dass die neue Strategie erst nachhaltig greifen würde, wenn er erkannt hätte, was systemisch einwirkt.

Es erforderte viel an geistiger Klärung für ihn, bis er bereit war, einen Blick zurück und tief in das System zu wagen. Und doch war es der einzige Weg für ihn, um mit der Firma und in seiner Familie endlich mit Leichtigkeit und Erfolg weitergehen zu können. Dieses Im-Widerstand-Sein ist in Anbetracht der sehr kopfgesteuerten Art und Weise der meisten Menschen nachvollziehbar. Wir wurden in der Schule auf Leistung getrimmt und auch heute ist das allgemeine

Credo in Sachen Erfolg, dass man schuften muss, um es zu etwas zu bringen. Es ist tief in den Köpfen verankert, dass wir nur mit viel Kampf und Krampf vorwärtskommen. Der Preis des Erfolgs ist hoch und das wird so hingenommen. Ich setzte jedoch woanders an. Bei diesem Unternehmer war es gar nicht so, dass er die falsche Strategie hatte, ganz im Gegenteil. Das erkannte er, als die Ursachen seiner Misere, die in seiner Ahnenlinie lagen, aufgedeckt und befriedet waren. Nach unserer gemeinsamen Arbeit griff seine altbewährte Strategie plötzlich und sein Business florierte.

Im Kopf ist die Lösung meist nicht zu finden. Der Kopf ist sogar oft der Teil, der uns im Weg steht, und es braucht andere Anteile in uns, um den Weg für die Lösung freizubekommen.

Hier ist es für dich also enorm wichtig, zu verstehen: Deine Lösungen warten oft an dem Ort, wo du sie am wenigsten vermutest. Und wahrscheinlich versuchst du schon lange, eine Lösung für dich zu finden, indem du kontrollierst und dich noch mehr anstrengst. Ich lade dich stattdessen ein, dich zurückzulehnen. Gib deinem Kopf mal eine Pause. Mach geistig Platz, um etwas mit dem Herzen zu verstehen. Es muss rational keinen Sinn ergeben, doch das Herz braucht Raum, um zu sprechen. Wenn du beginnst, zu verstehen, wie alles zusammenhängt und wo bei dir selbst die dysfunktionalen Verknüpfungen und Verstrickungen sind, wird es sofort leichter.

Ich sage immer: Wenn meine Klienten und Klientinnen gleich zu Beginn eine Austestung bekommen und wissen, warum das Symptom da ist, ist das bereits die halbe Miete. Von da aus kann man weitergehen, Schritt für Schritt und immer mehr in die Tiefe, um alle anderen Ebenen des Systems zu heilen. Du wirst Klarheit bekommen, indem du auf der Ebene deines Geistes erkennst, wie Leben und Liebe gelingen.

Schon hier darüber zu lesen, kann dir helfen, etwas Ordnung in dein Chaos zu bringen und vielleicht nimmt es dich da und dort etwas mehr »mit«. Dann könnte das auch ein Hinweis sein, dass auf dieser Ebene bei dir noch etwas zu befrieden ist. Außerdem gibt es auch in diesem Kapitel zu den 6 Ebenen für dich immer ein paar Reflexionsfragen. Diese können helfen, nochmals tiefer hineinzuspüren und eine Ahnung von der Richtung zu bekommen, in die es weitergeht. Bitte sei dir aber bewusst, dass tief liegende Verstrickungen nur mit professioneller Begleitung gelöst werden sollen und können. Auch das ist wichtig für dein Mindset: Du kannst das nicht allein und du musst es nicht allein können. Nicht, weil du nicht klug genug dafür wärst, sondern weil wir Menschen bei uns selbst betriebsblind sind. Deshalb sind wir immer besonders schlau, wenn es um die Themen anderer geht, und wir haben immer gleich eine Lösung für das doch so offensichtliche Problem parat. Bei uns selbst schwimmen wir aber oft so verwirrt in unseren Prägungen herum, dass wir von allein nicht auf die Lösung kommen. Wäre das anders, hättest du deine Symptome und Probleme längst gelöst, denn ich bin mir sicher, dass auch du dir schon oft den Kopf darüber zerbrochen hast, warum das alles so ist. Und außer Verwirrung und Verzweiflung ist wahrscheinlich wenig Brauchbares daraus entstanden.

Die Ursachen liegen verborgen im Unterbewussten. Darum ist der kinesiologische Test so genial, weil er dorthin kommt, wo du selbst mit deinen Gedanken nicht hinreichst.

Reflexionsfragen

* Welche Fragen quälen dich immer wieder?
* Nach welchen Situationen hast du Kopfkino und Gedankenschleifen, die dich vielleicht sogar wachhalten oder nicht wieder einschlafen lassen?
* Was verstehst du nicht, obwohl du schon lange versuchst, Antworten darauf zu finden?

Herztipp

Wenn du eher ein Kopfmensch bist, der alles zerdenkt, lade ich dich zu folgender Übung ein:

Nimm dich liebevoll in den Arm und sprich zu dir: »Lieber Kopf, es ist okay, wenn du alles verstehen willst. Es ist okay, wenn du versuchst, alles zu kontrollieren, denn bislang war das deine Art, mit den Problemen umzugehen. Du hast es nicht anders gelernt. Wenn du magst, lass uns einen neuen Weg entdecken. Lass uns herausfinden, wie es ist, wenn das Herz lauter spricht als du. Das ist vielleicht etwas ungewohnt, doch es macht auch Spaß.

Lieber Kopf, du bist wichtig und ich werde dich auch immer wieder mal um Rat fragen, aber hier und jetzt möchte ich eher mein Herz fühlen, als dich zu hören. Danke, dass du mir das ermöglichst, lieber Kopf. Ich habe dich lieb.«

2. Die seelisch-emotional-energetische Ebene: Trauma lösen

Auf dieser Ebene geht es vor allem um verdrängte Konflikte, um emotionale und energetische Konflikte, die unerlöst und unbewusst in uns wirken. Dietrich Klinghardt, ein mit ganzheitlichen Therapieansätzen arbeitender Arzt, erklärt in diesem Zusammenhang, dass unerlöste seelische Konflikte durch Erlebnisse entstehen, die als schockierend empfunden werden, während der Körper und das Nervensystem sich in einem Zustand verminderter Abwehrkraft befinden. Eine solche Erfahrung könne dann nicht verarbeitet werden, weil sie zu überfordernd sei und/oder weil der Betroffene keine Regulation durch Bezugspersonen erfahre.

Dem Menschen sei es zum Zeitpunkt des erlebten Traumas nicht möglich, seine Gefühle zu empfinden, auszudrücken, zu verarbeiten bzw. zu regulieren. Im Erleben des Klienten bestehe eine lebensbedrohliche Gefahr. Aufgrund des nicht gelösten Traumas können dann selbst »banale« Ereignisse innere Konflikte auslösen.

- Wir alle haben in der Kindheit zahlreiche Dinge erlebt, die überfordernd, katastrophal, überwältigend und traumatisch waren. Nicht immer hinterlassen sie Spuren oder bleiben unerlöst. Bei ausreichender Regulation bzw. Co-Regulation (jemand aus deiner Familie oder aus deinem Umfeld ist für dich da und hilft dir, das Erlebnis unmittelbar danach zu verdauen und zu bewältigen) können solche Ereignisse gut integriert und gelöst werden. Sie bleiben nicht als unerlöste Konflikte in unserem System hängen und verursachen keine Symptome oder destruktiven Verhaltensweisen.
- Ein Mensch muss erst durch Lebenserfahrung und die Bewältigung seiner Lebensumstände einen gewissen Grad an Reife erlangen, um diese unbewussten Konflikte zu lösen. Er muss bereit und fähig sein, die Gefühle, die vielleicht hochkommen könnten, voll und ganz zu spüren. Und er muss sie halten können, bis sie sich lösen. Unerlöste Konflikte werden so lange in unserem Unterbewusstsein »geparkt«, bis es an der Zeit ist, sie ans Licht zu holen und aufzulösen. Konflikte senden Signale, melden sich meist über Symptome und Emotionen und sind als »Schreie nach Hilfe« zu werten.
- Mithilfe der kinesiologischen Austestung und den weiteren Methoden, die ich in meiner Arbeit anwende und hier im Buch zur Verfügung stelle, können verdrängte und unerlöste Konflikte aufgedeckt, ausgetestet und entkoppelt werden. Entkoppeln bedeutet, dass das Konflikterleben von der aktuellen Reaktion des Nervensystems (konditioniertes Verhalten) getrennt wird. Die feststeckende

> Reaktion auf das ursprüngliche Erlebnis kann frei werden und muss nicht ständig wieder erlebt werden, sobald ein Erinnerungsfragment das Erlebnis triggert. Der Auslösereiz wird also von der Zwangsreaktion (Reflex) entkoppelt. Man kann in einer künftigen Konfliktsituation gelassen und klug handeln, anstatt aus einem Reflex heraus mit Erstarrung, Flucht oder Angriff zu reagieren.

Neurobiologisch gesehen werden durch diese systemische Heilung neue Verbindungen im Gehirn gebildet (Neuroplastizität). Die Konfliktenergie kann über den bewussten Anteil des Gehirns abfließen und bewusst genutzt werden. Der erlöste Konflikt hat keinen destruktiven Einfluss mehr auf den Körper. Er wird ganz im Gegenteil sogar zu einer Energiequelle. Gebundene Energie wird frei und durch das Entkoppeln und die Erschließung neuer Lösungswege werden neurobiologisch neue Synapsen gebildet und neue Verhaltens- und Denkweisen ermöglicht. Auch die Seele ist nicht mehr an Reaktionen des Körpers gebunden und somit befreit, um in guter und konstruktiver Zusammenarbeit neue Möglichkeiten zu entdecken und dem ureigenen Sein Ausdruck zu geben.

Fallbeispiel

> *Anja kam zu mir, weil sie unter wiederkehrenden schlimmen Körpersymptomen litt. Von Erkältung über Hautausschläge bis zu Verdauungsschwierigkeiten war alles dabei. Sie war sehr gesundheitsbewusst und hatte schon vieles ausprobiert – ohne Erfolg.*
>
> *Ich testete aus und es zeigte sich ein Trauma im 2. Lebensjahr. Auf meine Frage, was denn da geschehen sei, antwortete sie: »Da habe ich meinen schlimmen Unfall gehabt. Ich wurde von einem Auto erfasst und lag im Koma. Ach Katja, daran habe ich schon so oft gearbeitet.*

Ich bin gut damit.« Ich fühlte, dass bei diesem Unfall eine Art Trennung zwischen Körper und Seele passiert war und mit den Symptomen wollte der Körper die Aufmerksamkeit auf sich richten und gesehen werden. Anja erzählte mir, dass sie auch sexuell wenig fühle und darum keine Lust hätte auf Sex. Und da sei es ihr schon oft so vorgekommen, als ob sie gar keinen richtigen Zugang zu ihrem Körper hätte.

Ich machte ihr den Vorschlag, in einen Heilungsprozess zu gehen, in dem es ihr möglich sei, die Seele wieder mit dem Körper zu verbinden. Sie war sofort dazu bereit. Ich führte sie in einer tiefen Meditation zurück zu diesem Unfall. Sie konnte sich das Ganze als Beobachterin anschauen und stellte fest, dass sich tatsächlich der Körper von der Seele getrennt hatte. Sie hatte auch eine Erklärung dafür: »Es war einfach zu schlimm für die Seele, all den Schmerz zu fühlen. Sie musste sich trennen, um überhaupt auszuhalten, dass das passierte.« Ich leitete sie zu einer inneren Heilreise an, während der sie sich als erwachsene Anja von heute der verlorenen Seele näherte. Liebevoll verband sie sich mit der Seele und sagte ihr, dass es vollkommen verständlich sei, dass sie sich trennen musste. Anja bedankte sich dafür bei ihrer Seele, denn sie als dieses kleine Mädchen wäre nur noch mehr überfordert gewesen, wenn sie alles hätte fühlen müssen. Sie erklärte der Seele, dass alles gut ausgegangen sei und sagte ihr: »Schau mal, ich lebe, es geht mir gut. Ich habe den Unfall überlebt und habe auch keine Schmerzen mehr. Schau, unser Körper braucht uns jetzt. Lass ihn uns holen, raus aus dem Unfall holen, denn das ist vorbei.« Sie beugte sich zu ihrem Körper und in ihrem inneren Bild streichelte sie ihn liebevoll und zärtlich und sagte zum ihm: »Lieber Körper, der Unfall ist vorbei. Du darfst nun mitkommen.«

Ich leitete sie dann an, zusammen mit der Seele und dem Körper an einen Kraftplatz zu gehen. Diesen hat sie sofort gefunden, denn zu Hause in ihrem Garten fühlte sie sich wohl. Mit dem Bild dieses Gartens gelang es ihr, sich mit dem Körper rückzuverbinden. Es flossen viele Tränen der Erleichterung. Anja war so dankbar, endlich nicht mehr getrennt von sich selbst und ihrem Körper zu sein und sie fühlte eine große Erleichterung in sich. Sie lud zum Abschluss auch noch die Gesundheit zu sich ein, und mit diesem kraftvollen Bild beendeten wir die Session.

Es gibt viele Ereignisse, die im Laufe unserer Entwicklung verdrängte Konflikte auslösen können:

- **Zeugung:** vorherrschende Energie und Gedanken bei der Zeugung, Seele hadert mit dem Leben, das sie vor sich hat
- **Schwangerschaft:** verstorbener Zwilling, emotionale und physiologische Belastungen, Ängste, Sorgen der Mutter
- **Geburt:** Geburtskomplikationen, Stillstand, Kaiserschnitt, lebensbedrohliche Situationen für Mutter und Kind, Nabelschnur um den Hals, Übergang ins Leben
- **Geburt von Geschwistern**
- **Kindheit:** fehlende Bezugsperson, keine Beruhigung und Co-Regulation erfahren, nachts allein gelassen werden, emotionale Kälte, fehlender Trost, Umgang mit Gefühlen, Wut, Konflikten, verloren gehen in Kaufhäusern, belastete oder erkrankte Eltern
- **Stillen:** zu wenig Nahrung, Stress der Mama, Abstillen
- **Sauberwerden:** Kontrolle und Druck, Übergriffigkeit der Bezugspersonen
- **Kindergarten:** Trennung von Eltern und dem gewohnten Umfeld, Veränderung der Bezugspersonen, Platz in der Gruppe finden
- **Schule:** Mobbing, Prüfungsangst, Autoritäten, Ohnmacht in Systemen, Verhalten der Lehrer

- **Ausbildungen**
- **Pubertät:** Sexualität, Geschlechterrolle
- **Partnerschaft:** Konflikte, Betrug, Nähe und Distanz, Liebeskummer, emotionale Abhängigkeit
- **Erkrankungen:** Krankenhausaufenthalte, Operationen, Eingriffe, Zahnarzt, Narkosen, Diagnosen
- **Unfälle:** Autounfall, beinahe ertrinken, ersticken
- **Verluste:** Tod, Trennung, auch von Freunden und Haustieren, Scheidung, Umzug, Flucht, Vertreibung
- **Abtreibung, Fehlgeburten**
- **Missbrauch:** sexuelle, emotionale, körperliche Gewalt erleben und miterleben
- **Suchterkrankungen**
- **Finanzielles:** Verluste, Misserfolge, Existenzbedrohung, finanzielle Abhängigkeit
- **Naturkatastrophen:** Tsunami, Hochwasser etc.

Neben vielen weiteren Ereignissen, die hier noch genannt werden könnten, gibt es auch transgenerativ (über mehrere Generationen hinweg) übertragene ungelöste Konflikte und kollektiv übertragene Konflikte. Zu Letzteren gehören kollektive Traumata, die etwa verursacht werden durch Pandemien, gesellschaftliche Krisen, Kriege oder Naturkatastrophen. (Auf transgenerativ übertragene Konflikte gehe ich im Kapitel zur familiensystemischen Ebene noch ein.)

Aus all diesen Themen kann eine ganze Menge zusammenkommen. Darüber wird auch verständlich, warum all die Kompensationsstrategien, die wir aufbauen, eine verständliche Reaktion auf erlebte Bedrohungen sind. Eine Kompensationsstrategie ist eine Ablenkungsstrategie, eine Ersatzhandlung, die verhindert, dass wir uns das anschauen, was jetzt dran wäre. Das Ziel der Kompensation ist es, uns fernzuhalten von der vorhandenen Wunde. Wir vermeiden so den Schmerz, aber das wirkt nur kurzfristig. (Vergleiche dazu auch die 3 Hauptverhinderer, die ich im Kapitel »Deine neue Identität« auf S. 58 beschrieben habe.) Verdrängung, Projektion, Schönreden, nichts fühlen, Abstumpfen, Somatisierung (Konflikte rutschen in den Körper und zeigen sich dort als Symptom), Lügen, Perfektionismus, Rückzug, Schweigen, Widerstand usw. sind nichts anderes als ein Relikt aus bedrohlichen Erfahrungen und zeigen das Bestreben, zu höchstmöglicher Sicherheit in uns zu finden.

Hier wird deutlich, warum eine achtsame Begleitung nötig ist, um in einen selbstregulierenden und Sicherheit gebenden Zustand zu kommen. Die gute tragende und wohlwollende Verbindung zu Klientinnen und Klienten und ihr Vertrauen sind maßgeblich für das Gelingen einer Begleitung.

Reflexionsfragen

* Kannst du dich an Erlebnisse erinnern, die möglicherweise einen inneren Konflikt in dir ausgelöst haben?
* Welche Kompensationsstrategien kennst du von dir?
* Hast du Körpersymptome? Wenn ja, welche (zum Beispiel Migräne, Verdauungsschwierigkeiten, Hautprobleme, Schmerzen)?

Herztipp

Nimm dir ein Blatt Papier und schreibe Folgendes auf: »Ich habe während meines Lebens schon viele Krisen überwunden und ich habe das gut gemacht. Ich bin eine Heldin/ein Held. Ich bin so stolz auf mich, dass ich nicht aufgegeben habe. Ich ehre mich für alles, was ich bis heute geschafft habe. Ich bin großartig und wundervoll.«

Dann lies dir diese Sätze durch, lies sie dir laut vor. Lass sie in deinem Herzen ankommen. Und vielleicht stellst du dir dabei vor, dass in diesem

Moment viele andere Menschen sich auch mit ihrem Herzen verbinden. Wenn du die Augen schließt, kannst du sie sehen. So viele Menschen, die ihrem Herzen wieder einen Platz geben, und du bist einer von ihnen. Wundervoll.

3. Die familiensystemische Ebene: Liebevolle Bindung als Basis

Im Kapitel zur Einführung des systemischen Ansatzes (und siehe ab Seite 116) habe ich schon die 3 Grundordnungen der Liebe nach Hellinger beschrieben. Sie basieren auf der Zugehörigkeit, der Rangordnung und dem Ausgleich zwischen Geben und Nehmen. Hellinger sagte, Liebe sei nicht genug, es brauche die Ordnung der Liebe, damit sie gelingen kann. Das gilt ganz besonders für das Familiensystem und deshalb schauen wir uns nun aus diesem Blickwinkel die familiensystemische Ebene näher an.

Klärung und Ordnung im Familiensystem

Bevor wir etwas Neues beginnen, ist es wichtig, die Erfahrungen der Vergangenheit gut abzuschließen. Dafür sind oftmals Klärung, Versöhnung und Heilung nötig, um wieder Ordnung in das System zu bringen. Durch die Arbeit im eigenen Familiensystem ist es möglich, das Tor der Vergangenheit nochmals zu öffnen, um dann in Frieden nach vorne zu schauen und weitergehen zu können.

Durch kinesiologische Austestung und die Arbeit auf der familiensystemischen bzw. familiendynamischen Ebene können hindernde Strukturen im Leben erkannt werden. Das Austesten von sich wiederholenden und blockierenden Mustern kann die ursächlichen Dynamiken ans Licht bringen. Der familiensystemische Ansatz geht von Verstrickungen mit Familienmitgliedern aus, die mehrere

Generationen zurückreichen können. Durch diese systemische Arbeit wird es möglich, Schicksale, die durch uns noch immer gewirkt haben, zu befreien. Familienmitglieder können so ihren rechtmäßigen Platz einnehmen und gebundene Energien werden frei.

Klienten und Klientinnen können sich und ihre Geschichte im Laufe dieses Prozesses besser verstehen und mehr über sich selbst erfahren. Damit können sie eigene und übernommene Begrenzungen hinter sich lassen. Durch die Lösung auf der familiendynamischen Ebene wird es ihnen möglich sein, selbstbestimmt zu leben und zu erkennen, wer sie wirklich sind. Wenn das Familiensystem geklärt und die darin erlebten Schicksale gewürdigt werden, können Ruhe und Frieden einkehren und die Liebe wieder fließen. Verbindung zu sich selbst, zum ureigenen Weg und zu anderen Menschen gelingt leicht und wie von selbst. Damit schaffen wir nicht nur für uns selbst, sondern auch für kommende Generationen ein freies Feld der Achtung, in dem sich jeder seinen Fähigkeiten gemäß entfalten kann. Durch diese tiefgreifende neue Ordnung des Systems ist eine Neuausrichtung möglich.

Reflexionsfragen

* Welche Klärung auf der familiendynamischen Ebene hast du bereits erfahren?
* Was hat dir das ermöglicht?
* Wie hat sich dadurch dein inneres Bild verändert? Welcher Verstrickungen bist du bewusst geworden?
* Auf welche Familienlinien möchtest du noch schauen?

Die Zuwendung zu uns selbst als Basis für die Liebe

Jeder Mensch wünscht sich Liebe. Das ist es, was uns antreibt. Bewusst oder unbewusst. Es ist hier jedoch nicht das Gefühl des Verliebtseins gemeint, sondern die Liebe in einem tieferen und umfassenderen Sinne. Diese Liebe lässt uns ganz ruhig werden. Es stellt sich dann ein Gefühl von Frieden und Verbundensein mit allem ein, und das ist spürbar unabhängig von Ereignissen im Außen. Wir fühlen uns dann in Übereinstimmung mit uns selbst und mit etwas Größerem, das über uns hinausgeht.

Ein Mensch, der diese Liebe als ein stetes Gefühl in sich trägt, der wirkt für andere erhebend und gleichzeitig beruhigend. Dieser Mensch akzeptiert mit ganzer Hingabe alles, was in diesem Moment ist. Es ist fühlbar alles in Ordnung.

Doch meist ist es uns nicht möglich, dieses unbeschreibliche Einheits- und Glücksgefühl zu spüren, denn viele von uns sind getrennt von dieser allumfassenden Liebe.

Die liebevolle Bindung zu den Eltern als Basis für Selbstliebe

Im besten Fall erleben wir unsere Eltern als so zugewandt und liebevoll, dass das Erleben und Empfangen dieser Liebe ganz automatisch gelingt. Es ist dann, als ob die liebevolle Stimme und die unterstützenden Worte unserer Eltern tief in unser System einwirken und uns durch unser Leben tragen. Doch oft erleben Menschen eher Belastung und Konflikte innerhalb der Familie.

Kleine Kinder nehmen sehr genau wahr, ob das System in Harmonie, also im Ausgleich ist, oder ob irgendwo ein Ungleichgewicht besteht. Da wir ein tiefes Verlangen nach Zugehörigkeit haben, machen wir schon als kleine Kinder alles Mögliche, um einen Ausgleich zu schaffen, in der Hoffnung, dass wir dann liebevoll verbunden sein können.

Ist jedoch die Mutter oder der Vater innerlich mit etwas Schwerem verbunden, zum Beispiel mit einem Schicksal der Ahnen verstrickt, dann schauen die Eltern innerlich unbewusst auf diese Schwere und auf das Schicksal und leiden.

Das Kind schaut automatisch ebenfalls auf diese Schwere, denn der Blick des Kindes ist den Eltern innerlich zugewandt.

Das Kind folgt so den Eltern innerlich nach und versucht, die Eltern zu unterstützen in der Hoffnung, dass sie vom Schweren ablassen können und den Blick endlich liebevoll dem Kind zuwenden.

Das Kind glaubt also, dass es leichter wird, wenn es zusammen mit den Eltern auf die Schwere oder auf das Schicksal schaut. Es will der Mama und dem Papa nahe sein und sagt innerlich: »Liebe Mama, da wo du bist, ist es gut für mich. Da will ich auch sein.« Dasselbe gilt auch für die Verbindung zum Vater.

Wenn es gelingt, dass der Blick sich auf etwas Übergeordnetes richtet, nämlich auf das Geschenk des Lebens, das man von den Eltern bekommen hat, dann kann sich der Blick vom Schweren abwenden. Das Geschenk des Lebens ist so umfassend und groß, dass wir uns innerlich verneigen können vor unseren Eltern. Es spielt in diesem Moment keine Rolle mehr, was alles passiert ist. Die Liebe, die uns durch dieses Geschenk des Lebens gegeben wurde, ist umfassender und erfüllender als alles andere. In diesem Gewahrsein gelingt es uns, die Eltern anders wahrzunehmen. Und wir können erkennen, dass sie genau die richtigen Eltern waren und sind.

Die Eltern stehen in dem Moment etwas Größerem zur Verfügung, nämlich der Tatsache, dass sie gemeinsam einem Kind das Leben schenken. Wenn wir bedenken, dass der erste (und wahrscheinlich einzige) Mensch, der sein Leben für uns aufs Spiel gesetzt hat, die Mutter ist, dann können wir etwas von dieser Größe des Geschenkes erahnen. Denn mit der Geburt begibt sich die Mutter in Gefahr. Dies macht sie aus Liebe zu diesem Kind, das sie auf die Welt bringt.

Das Leben kann gelingen, wenn wir anerkennen, dass wir von unseren Eltern schon zu Beginn etwas unbezahlbar Kostbares geschenkt bekommen haben: unser Leben. Und möglicherweise haben sich beide auch um uns gekümmert.

Wir wurden versorgt, genährt und angezogen. Wir wurden beschützt und man hat auf uns aufgepasst.

Vielleicht fallen dir jetzt viele Dinge ein, die nicht optimal gelaufen sind und die du gerne anders gehabt hättest. Und vielleicht fühlst du, dass deine Eltern innerlich tatsächlich an etwas Schweres gebunden waren und dir darum die Liebe nicht so haben zukommen lassen können, wie du es dir gewünscht hättest.

Diese Vorwürfe und Bewertungen machen dich und dein Herz klein und eng. Denn damit verkennst du, was ganz am Anfang deines Lebens gewirkt hat. Und ja, es ist richtig, dass wahrscheinlich keiner von uns vollkommene Eltern hatte. Niemand ist perfekt.

Von dieser Vorstellung dürfen wir uns innerlich verabschieden, denn wir brauchen keine vollkommenen Eltern, um ein glückliches, erfülltes Leben führen zu können. Mache dir bewusst, dass auch deine Eltern ihr Leben von ihren Eltern bekommen haben, dass auch sie beschenkt worden sind, und die Großeltern ebenfalls.

Und wenn es dir gelingt, den Blick auf diese Liebe zu lenken, die durch alle Ahnenlinien fließt, dann ist es möglich, das Herz auf eine tiefere Weise für das Leben zu öffnen.

Das führt zu einer inneren Korrektur. Und dadurch wird es möglich, dass Belastendes verblassen kann und anstelle der Belastung Liebe und eine tiefe Akzeptanz dessen, was all unsere Ahnen, uns selbst eingeschlossen, geführt hat. Und immer noch führt.

Es ist diese unsichtbare Kraft der Liebe, die durch uns alle hindurchfließt und die wir wieder erkennen und anerkennen dürfen. Sie hilft uns, das Gefühl der Zugehörigkeit zu erfahren. Damit können wir unseren rechtmäßigen Platz im Familiensystem einnehmen, und das bewirkt eine Beruhigung im ganzen Körper und in der Seele.

Bert Hellinger hat für dieses Thema ein heilendes Gebet formuliert, das die Zustimmung zu den Eltern und zum eigenen Leben bekräftigt. Lies mal dieses »Gebet am Morgen des Lebens« hin zur Mama und dann hin zum Papa und schau, was es in dir bewegt.

»Liebe Mama, ich nehme es von dir, alles, das Ganze, mit allem Drum und Dran, und ich nehme es zum vollen Preis, den es dich gekostet hat und den es mich kostet. Ich mache etwas daraus, dir zur Freude (und zum Andenken). Es soll nicht umsonst gewesen sein. Ich halte es fest und in Ehren, und wenn ich darf, gebe ich es weiter, so wie du.

Ich nehme dich als meine Mutter, und du darfst mich haben als dein Kind. Du bist für mich die Richtige, und ich bin dein richtiges Kind. Du bist die Große, ich der (die) Kleine. Du gibst, ich nehme. Liebe Mama! Ich freue mich, dass du den Papa genommen hast. Ihr beide seid die Richtigen für mich. Nur ihr! (Es folgt das Gleiche in Bezug auf den Vater.)« (Bert Hellinger, Zweierlei Glück, S. 81 f.)

Anerkennen und würdigen, was ist

Damit wir den Schmerz und den inneren Konflikt besser ertragen, neigen wir zum Beschönigen. Wir wollen nicht wahrhaben, dass gewisse Gegebenheiten so sind, wie sie sind. Es verlangt uns viel Kraft und Mut ab, ehrlich und frei zu benennen, wie es wirklich war und ist.

Als systemischer Heiler ist es unsere Aufgabe, den Raum zu öffnen für das Ansprechen von Realitäten im familiendynamischen Lösungsprozess. Deshalb benennen wir Dinge direkt: »Ich achte diese Wirklichkeit so, wie sie damals war, mit dem Schlimmen, was passiert ist, und mit dem Guten, das ich erfahren habe, und erkenne all dies an. Heute bin ich erwachsen und kann es mit anderen Augen sehen.«

Nun gibt es neben der Anerkennung der Realität auch noch das Anerkennen der systemischen Ordnung. Diese systemische Ordnung zeigt sich in Form einer Hierarchie, die wir nicht ändern können. Sie ist, wie sie ist. Deine Eltern waren zum Beispiel vor dir da. Du bist also nach ihnen gekommen. Oder es gibt in der Beziehungsgeschichte eines Mannes die erste Frau. Sie steht vor der zweiten Frau. Der vorher Dagewesene hat also Vorrang. Diese Hierarchie wird ganz klar durch den zeitlichen Aspekt bestimmt, und darüber können wir uns nicht hinwegsetzen.

Wenn es nun möglich ist, diesem Anerkennen der Ordnung mit einer inneren Haltung der Liebe, des Respekts und der Dankbarkeit zu begegnen, eröffnen wir uns spürbar eine andere innere Realität. Wir sind dann nicht länger mit Bewertungen und Vorwürfen belastet, sondern können annehmen, was ist.

Wir erkennen alles mit Liebe und Respekt an, was in einer Familie an Schicksalen passiert ist. Wir erkennen an, dass das, was vor unserer Zeit geschehen ist, das Schicksal unserer Ahnen ist und wir es bei den Ahnen belassen können.

Wir können es bei ihnen belassen, weil sie vor uns da waren, und es steht uns nicht zu, es zu uns zu nehmen und zu glauben, dass wir es besser machen könnten.

Dies wäre eine Anmaßung gegenüber den Ahnen und würde die Ordnung und die Liebe stören, die in einem System fließen möchte. Man verschließt sich dadurch dieser allumfassenden Liebe, die in jedem System fließt.

Wenn es uns gelingt, die Ahnen zu achten und ihnen den Platz und das Erlebte zu lassen, können wir uns unserem eigenen Leben zuwenden. Wir können unsere Ahnen bitten, gut auf uns zu schauen. Wir können sie bitten, liebevoll und freundlich auf uns zu schauen, wenn wir nun unseren eigenen Weg mit unserem eigenen Schicksal gehen.

Diese innere Haltung gibt uns die Flügel, die wir uns wünschen, um uns selbst zu entdecken und das zu leben, wofür wir auf diese Welt gekommen sind.

Wir nehmen die Liebe und das Geschenk des Lebens mit offenem Herzen und dankbar an. Wir nehmen den Segen von unseren Ahnen mit und können so innerlich gestärkt nach vorn schauen. Damit eröffnet sich für uns tatsächlich die Möglichkeit, den eigenen Weg zu gehen, was uns bislang vielleicht verwehrt war. Und wir fühlen, dass wir nicht warten müssen, bis uns unsere Ahnen etwas Bestimmtes geben. Wir können selbst mit unserer inneren Haltung empfangen, was uns dabei hilft, unser Leben in einer erfüllten und freien Art und Weise zu gestalten und zu erleben.

Wer gehört zu deinem Familiensystem?

Jedes Familienmitglied, das sich in den Familienstammbaum »eingliedern« lässt, hat ein Recht auf Zugehörigkeit. Diese Mitglieder sind:

- **Eltern:** Manchmal sind auch frühere Beziehungen der Eltern wichtig (Verlobte bzw. jede Beziehung, in der Bindung entstanden ist und aus der eventuell Kinder hervorgegangen sind). Angeheiratete kommen zum System dazu, wenn ein tragisches Schicksal mit ihnen verbunden ist. Dies wirkt aber systemisch nicht mit der gleichen Kraft. Adoptiveltern gehören nicht direkt zum System. Sie sind wichtig aufgrund der Tatsache, dass sie für das Kind sorgen. Um Ruhe ins System zu bringen, müssen die leiblichen Eltern des Kindes geachtet werden.
- **Geschwister:** lebende und verstorbene (auch im Mutterleib verstorbene) Geschwister.
- **Kinder:** lebende Kinder, tot geborene Kinder, abgetriebene Kinder, adoptierte Kinder, abgegangene Kinder (Fehlgeburten, Eileiterschwangerschaften).
- Großeltern, manchmal auch die Geschwister der Großeltern (wenn etwas Besonderes passiert ist, zum Beispiel, wenn alle geflohen sind und der Großvater der Einzige war, der überlebt hat).
- Urgroßeltern und weitere Ahnen allenfalls da, wo sich ein Schicksal ereignet hat, das nach wie vor im System wirkt. (Dies wissen die wenigsten, das lässt sich aber durch den kinesiologischen Test herausfinden.)

- **Darüber hinaus können Menschen, die mit dem System schicksalhaft verbunden sind, für dieses wichtig sein:** Wurde zum Beispiel jemand auf der Flucht von einer Person aufgenommen, muss diese vom System geachtet und gewürdigt werden. Oder wenn die Mutter schwer krank war und eine andere Frau die Aufgaben der Mutter übernommen hat (auch Kindermädchen können als Ressource Bedeutung für das System haben). Wichtig sind ebenfalls Personen, die nicht genannt werden, die vergessen oder nicht beachtet wurden. Sie sind meist die »Leerstellen« im System oder diejenigen, die die Rolle des Schwarzen Schafs in der Familie innehaben.

Wir müssen auf das Bedürfnis der Seele nach Sippenzugehörigkeit achten und dies bezieht *alle* Personen eines Familiensystems mit ein. Manchmal gehört auch jemand dazu, der einem persönlich nicht zusagt. Eine wichtige Rolle spielen erfahrungsgemäß bei Aufstellungen oft früh verstorbene Geschwister der Eltern, ausgestoßene Familienmitglieder, außereheliche oder verheimlichte Kinder, Adoptionen, Verbrechen in der Familie, Kriegsereignisse, unerfüllte Liebschaften, weggegebene Kinder, ungewöhnliche Todesursachen, Krankheiten, Schicksalsschläge und Mythen und Geschichten rund um die Familie.

Einblick in das Familiensystem und in die Aufstellungsarbeit

Jeder Mensch ist Teil einer Familie und Teil der Systeme in einer Familie. Vater und Mutter prägen uns von frühester Kindheit an. Es ist erwiesen, dass die Prägung sogar bereits während der Schwangerschaft beginnt. Das bedeutet, dass beispielsweise bereits im Mutterbauch schon dein Essverhalten und dein Umgang mit Stress geprägt werden. In den ersten Jahren sind Kinder wie Schwämme. Sie ahmen Mutter und Vater und das engste Umfeld nach und lernen, wie leben geht. Kinder nehmen alles auf. Bis etwa zum 9. Lebensjahr sind sie nicht fähig, etwas, das ihre Eltern als Wahrheit behaupten, zu reflektieren und von sich zu weisen. Sie machen dies zu ihrer Wahrheit. Wenn wir also davon ausgehen, dass wir Menschen in Systeme hineingeboren werden und das System Familie uns am meisten prägt, wirst du verstehen, dass die meisten Probleme, die sich bei meinen Klientinnen und Klienten zeigen, auf dieser Ebene zu finden sind.

Wir sind alle geprägt von diesen Glaubenssystemen und Überzeugungen der Familie, aus der wir stammen. Die familiären Verhaltensmuster werden weitergegeben, und du kannst sie dir vorstellen wie Mottos der Familie, etwa:

- »Bei uns streitet man oft und gerne.«
- »Bei uns wird man von heimtückischen Krankheiten heimgesucht.«
- »Das mit den Ehen ist bei uns ein Wahnsinn.«
- »Das Leben ist hart und schwer.«
- »Bei uns hat man Angst.«
- »Geld ist immer zu wenig da, aber wir kommen gerade so durch.«
- »Bei uns tut man so, als ob alles in Ordnung wäre, was aber nicht stimmt.«
- »Bei uns passieren immer wieder schreckliche Dinge.«
- »Bei uns schweigt man, anstatt zu sprechen.«
- »Erfolg ist etwas für Männer. Frauen sind grundsätzlich da, um Kind und Kegel zu versorgen.«
- »Bei uns gibt es keine Lösung für unsere Probleme. Wir machen ›Augen zu und durch‹.«

Diese Mottos sind sehr vielfältig. Oft sind es auch mehrere Mottos, die im Spiel sind, und wir übernehmen sie. Es sind Muster, die sich, wie von unsichtbarer Hand geführt, in unserer Matrix festsetzen. Unser Unbewusstes nimmt das auf und filtert nicht, ob das gut oder schlecht ist. Man kann sich dem nicht entziehen, denn man gehört ja zu dieser Familie, zu dieser Sippe.

Jede Familie hat eine Dynamik, eine Prägung. Würden wir diese nicht übernehmen, würden wir nicht dazugehören und wären allein. Um das zu vermeiden, nehmen wir fast jedes Motto in Kauf. Über viele Generationen werden solche Mottos weitergegeben, wie ein Stab beim Staffellauf. Und mit dem Staffelstab in der Hand rennen wir weiter im Kreis, in dem schon unsere Ahnen gerannt sind.

Viele sind sich dieser Muster und Mottos tatsächlich nicht bewusst. Denn warum sollten wir etwas hinterfragen, das schon immer so war? Dennoch kommt es vor, dass wir uns innerlich zu sträuben beginnen. Und so kann es sein, dass du zu bestimmten Verhaltensweisen nicht mehr Ja sagen kannst. Du siehst das anders. Du fühlst es anders. Du möchtest zum Beispiel, anstatt oft und gerne zu streiten, lieber oft und gerne Spaß haben. Du möchtest, dass dein Leben leicht und beschwingt ist und nicht so wie bei deinen Verwandten hart und schwer. Du möchtest nicht wie deine Eltern unglücklich in der Beziehung sein und es stoisch ertragen. Du möchtest die Liebe leben, mit einem Menschen, der dir liebevoll zugewandt ist. Du bist es leid, immer diese Angst mitzutragen, und die ewigen Körpersymptome nagen an dir und ziehen ganz viel Lebensenergie ab.

Stell dir die Familiendynamik als Feld vor. Es ist abgesteckt, und innerhalb dieses Feldes wirken diese Mottos auf dich und deine Angehörigen. Es hat sich gezeigt, dass dieses Feld über 9 Generationen wirkt. Wenn also eine Familie von einem Schicksalsschlag getroffen wird, dann wird es 9 Generationen dauern, bis es sich von allein auflöst. Es sei denn, du holst dir Hilfe von einem Profi und korrigierst mit dessen Begleitung den »Fehler«, die »Störung« im System.

Wenn ich mit einem Menschen arbeite und seine Erlaubnis habe, habe ich Zugang zu seinem Feld. Es eröffnet sich mir und ich kann darin lesen. Ich lese darin die Schieflagen und die Lösungen. Dann gilt es, diese Schieflagen im System herauszuarbeiten und das Feld in eine neue Ordnung zu bringen. Diese neue Ordnung unterliegt verschiedenen Regeln, die ich im Kapitel »Der systemische Ansatz und die Ordnungen der Liebe« (S. 123) ausgeführt habe.

Herztipp

Hier kommt eine schöne Übung für dich und dein Familiensystem: Schließe die Augen und stelle dir vor, dass vor dir eine Ahnin auftaucht. Es ist eine Frau, die schon lange, lange vor dir hier war. Es ist eine, von der du noch nie gehört hast. Diese Ahnin ist eine kraftvolle Ressource für dich. Stelle dir nun vor, wie diese Ahnin ihre Hand auf dein Herz legt und heilsame Worte zu dir spricht. Hör ihr zu und schreib auf, was du von ihr empfängst. Du kannst immer wieder mit dieser Ahnin in Kontakt gehen. Sie nährt dich, sie liebt dich und fördert dich.

Wie du an den bisherigen Fallbeispielen sehen konntest, arbeite ich mit Aufstellungen. Die systemische Familienaufstellung ist eine Methode aus der systemischen Therapie oder Familientherapie. Es ist damit möglich, das Beziehungsgeflecht innerhalb des Familiensystems sichtbar zu machen. Dafür werden Stellvertreter für die einzelnen Familienmitglieder im Raum positioniert und zueinander in Beziehung gesetzt.

Jedoch ist dies kein Rollenspiel, auch wenn die Stellvertreter jeweils die Position eines Familienmitglieds einnehmen und sich in dieses einfühlen.

Es ist eher so, dass die Stellvertreter eintauchen in die ihnen zugewiesene Rolle und wahrnehmen, wie es ihnen an diesem Platz geht. Sie drücken aus, was sie im Körper empfinden, was sie fühlen und was sie denken. Wenn sie zum Beispiel nahe bei sich einen anderen Stellvertreter fühlen, der ihnen im Weg steht oder den sie als störend empfinden, sagen sie das. Erstaunlicherweise fühlen diese Darsteller auch Begebenheiten, von denen sie eigentlich gar nicht wissen können. Sie fühlen, dass jemand oder etwas fehlt, dass etwas nicht passt. Sie fühlen manchmal sogar sehr genau, welche Symptome diesen Menschen beeinflussen. Die Aufstellung macht es möglich, Muster zu erkennen und Klarheit darüber zu bekommen, was hier gesehen und gelöst werden will. Die Wahrnehmungen der Darsteller helfen dabei, Prägungen und Blockaden zu erkennen, die bislang das System belastet haben.

Wenn ein Klient sein Anliegen formuliert hat, geht es für mich zunächst darum, herauszufinden, welche Personen des Familiensystems für diese Fragestellung relevant sind. Diese werden bestimmt und dann Stellvertreter für sie ausgesucht und im Raum positioniert. Anschließend frage ich die Personen in der Stellvertreterposition nach ihrem Befinden und dem, was sie wahrnehmen. Daraus ergeben sich erste Erkenntnisse.

Als Nächstes verändere ich die Positionen im Raum und lasse Sätze aussprechen. Dabei beobachte ich immer wieder, welche Auswirkungen die Positionsveränderungen und Korrekturen haben. Ich arbeite Hand in Hand mit dem System des Klienten, das heißt, dass ich etwas verändere und das System mir daraufhin sofort Auskunft darüber gibt, ob es passt. Das mache ich so lange, bis sich ein Bild zeigt, das für den Klienten spürbar stimmig ist. Essenziell sind Heilsätze und Ressourcen, die dem Klienten im neuen Bild zur Verfügung gestellt werden. Daraus kann ein neues inneres Gefühl entstehen. Ist das abschließende Lösungsbild gefunden und beim Klienten spürbar angekommen, werden zum Schluss die Stellvertreter aus ihren Rollen entlassen.

Familiendynamiken – was dich von Anfang an prägt

Als Familiendynamik bezeichnen wir generell die Beziehungs- und Verhaltensmuster, die das emotionale Leben der Familie definieren. Ein systemischer Heiler weiß um diese Interaktionen und kann austesten, um welche Dynamik es sich jeweils handelt. In Familiensystemen wirken vorrangig 9 Dynamiken. Diese sind essenziell für das Gelingen der Ordnungen der Liebe. Im Folgenden zeige ich jeweils zuerst den Fehler im System auf und erläutere dann in Kurzfassung die Lösung dazu. Zu jeder der 9 Familiendynamiken gibt es ein Fallbeispiel aus der Praxis, anhand dessen sichtbar wird, wie die betroffene Person durch die systemische Transformation ihr Leben zum Besseren verändern konnte.

Hier zunächst die Familiendynamiken bzw. die Dynamiken systemischer Verstrickung im Überblick:

- Nachahmung
- Identifizierung
- Übernahme
- Parentifizierung
- Triangulierung
- Doppelte Verschiebung
- Unterbrochene Hinbewegung
- Nachfolge
- Lebenshemmung

Nachahmung

Als Kinder lernen wir, indem wir die Eltern nachahmen. Stell dir vor, Kinder würden nicht nachahmen. Es wäre dann unfassbar schwierig, ein Kind aufs Leben vorzubereiten. Es würde zum Beispiel an der Ampel nicht warten, so wie die Mama es macht, sondern würde bei Rot losrennen. Doch das Kind lernt es automatisch, weil die Mama und auch Papa oder eine andere erziehungsberechtigte Person es genauso machen. Nachahmung ist also per se nichts Schlechtes.

Wir schauen uns ab, wie es geht. Das ist genial und gut, denn so lernen wir im besten Falle, wie Leben, Liebe und Glück gelingen. Oder wir lernen eben, wie man es sich schwer macht. Wenn jemand ein Familienmitglied unbewusst oder bewusst nachahmt, kann es sein, dass er Dinge macht, die für ihn nicht gut sind. Die Problematik ist, dass Nachahmung ganz tief verankert ist.

Fallbeispiel

Für Gerlinde war es genau die Nachahmung, die ihr das Leben so schwer machte. Sie kam zu mir und hatte mit 50 Kilo Übergewicht zu kämpfen. Sie erzählte, dass bei ihnen in der Familie alle Frauen übergewichtig seien. »Wir essen halt gerne. Und wir essen viel, und Hausmannskost ist auch das, was mir am besten schmeckt«, sagte sie. Und sie erzählte mir auch, dass sie schon oftmals andere Ernährungsarten ausprobiert hätte. Jedoch war das alles nicht von langer Dauer gewesen, denn sie war über kurz oder lang immer wieder in ihr altes Essverhalten zurückgefallen.

Ich fragte sie, was denn in ihrer Vorstellung passieren könnte, wenn sie einfach weniger und leichtere Kost zu sich nehmen würde. »Ich würde Angst bekommen«, war ihre Antwort. Sie zeigte mir ihre Handtasche. Darin lagen gut sortiert Schoko- und Getreideriegel. »Für alle Fälle«, wie sie meinte. An welche »Fälle« sie da denke, fragte ich weiter. Das wusste sie nicht so genau, aber sie hatte einfach das dringende Bedürfnis, immer Vorrat für den Notfall dabei zu haben. Als sie mir das erzählte, musste sie selbst schmunzeln, denn es war ihr ja bewusst, dass es an jeder Ecke etwas zu essen gab und sie auch noch nie schlimmen Hunger gelitten hatte.

Ich wusste, dass sie hier etwas nachahmte, das für Mitglieder in ihrer Familie in früherer Zeit mit echtem Leiden verbunden gewesen war – mit Hunger. Ich befragte sie nach ihrem Stammbaum und es zeigte sich, dass beide Großväter im Krieg gewesen waren und der eine in russische Gefangenschaft geraten war. Er habe nie viele Details erzählt, sagte mir Gerlinde, aber müsse wohl furchtbar unter Hunger gelitten haben. Auf dem Weg zurück nach Österreich habe er auch mal gestohlen, weil er sonst verhungert wäre. Das Schicksal des Opas ahmte sie nun nach. Und nicht nur sie, auch ihre Mama, die Tochter des Opas, und ihre eigenen Kinder. Alle »taten« so, als seien sie noch immer von Hunger bedroht. »Ich will da aussteigen«, sagte sie. Und so stellten wir ihre Familie mütterlicherseits auf: Gerlinde, ihre Mutter, den Opa, den Krieg und das Essen.

Die Stellvertreterin von Gerlinde ging sofort aufs Essen zu. Und auch die Mama und der Opa trafen sich beim Essen. Es wurde ihr schmerzlich bewusst, dass in ihrer Familie die Liebe immer auch »durch den Magen« ging. Es wurde immer viel gegessen, und beim Essen war es gut. Ohne Essen gab es wenig bis keinen Bezug zu den Familienmitgliedern.

Der verstorbene Opa war sichtlich gerührt und glücklich, als er sah, dass seine Tochter und seine Enkelin gut genährt waren. Ich ließ Gerlinde zu ihm sagen: »Opa, es war Krieg und heute ist kein Krieg mehr. Doch wir essen, als ob wir uns immer noch in einer Hungersnot befinden würden.« Gerlinde war dadurch sehr bewegt: »Ja, Opa, ich mache es wie du, ich möchte es aber nicht länger so machen. Ich möchte meinen eigenen Weg mit dem Essen finden.« Sie sprach weiter zu ihm: »Ich achte dein Schicksal und lasse es bei dir. Ich erkenne deine Not von damals an. Doch hier und heute muss ich nicht mehr bunkern, lieber Opa. Dein Schicksal lasse ich bei dir und finde so in mein eigenes Leben. Ich mache es nicht länger so wie du.«

Gerlindes Opa verstand und es war ihm nicht recht, dass seine Enkeltochter die Schwere des Krieges noch heute in den Knochen sitzen hatte. Ich ließ ihn sagen: »Liebe Gerlinde, gib mir die Schwere zurück. Gib mir die Angst vor dem Verhungern zurück. Es ist nicht deines, es ist meines.« Und Gerlinde ließ ich all das Schlimme von Opa in ein großes Kissen packen. Als sie alles drin hatte, gab sie es dem Opa zurück, und dieser reichte es weiter an den Krieg.

Gerlinde fühlte sich tatsächlich erleichtert, und es fühlte sich sehr stimmig und frei an. Im weiteren Verlauf der Begleitung konnte sie endlich ihre vorgenommenen Ziele einhalten und fand zu einer gesunden Ernährungsweise. Sie verlor überdies in kurzer Zeit über 20 Kilo an Gewicht.

Identifizierung

Stärker als die Nachahmung ist die Identifizierung, also die unbewusste Wiederholung eines fremden Schicksals. Eine betroffene Person vertritt hier oft ein ausgeschlossenes oder missachtetes Mitglied des Systems. Die Identifizierung ist eine Form der Verstrickung, die sehr tiefgreifend wirkt. Die Hauptquellen für unbewusste Identifizierung sind meist Familienmitglieder, zu denen der Klient eine intensive emotionale bzw. energetische Bindung hat(te). Jeder in einem Familiensystem verfügt über eine lange Liste an Mitgliedern des Systems, mit denen er sich identifizieren könnte. Dazu zählen zum Beispiel die Ausgeschlossenen, die Nicht-Gewürdigten, diejenigen, die etwas geopfert oder auf etwas verzichtet haben, Personen mit einem schweren Schicksal oder auch die früheren Partner der Eltern oder Großeltern. Unbewusst glaubt die betroffene Person, sie sei dieses Familienmitglied und verhält sich dementsprechend, indem sie sich selbst Lebensfreude, Gesundheit, beruflichen Erfolg oder eine glückliche Partnerschaft versagt.

Die systemische Lösung besteht darin, das vergessene, verachtete oder verdrängte Familienmitglied ausfindig zu machen und ihm seinen gebührenden Platz im System zurückzugeben.

Die Dynamik der Identifizierung hat die Macht, dir dein eigenes, freies Leben zu verunmöglichen. Denn diese Dynamik bewirkt, dass du gefangen bist in einer Energie, die nicht deiner entspricht. Ich sage oft: »Wir müssen die fremden Schuhe ausziehen, um endlich barfuß zu gehen. Und wenn du schon Schuhe trägst, dann deine eigenen. In fremden Schuhen kommst du nie ans Ziel.«

Jemand, der mit einem fremden Schicksal identifiziert ist, ist am Kämpfen mit sich und dem Leben. Und er findet die Quelle des Übels nicht. Er ist gefangen in einer Identität, von der er glaubt, dass sie die seine sei. Menschen mit dieser Dynamik haben auch Symptome, die nicht die ihren sind. Sie werden überhört, falsch verstanden und nicht gesehen. Sie können machen, was sie wollen, sie werden übersehen. Außer man kann Probleme und Schuld auf sie projizieren, dafür sind sie prädestiniert. Sie fühlen sich dann betroffen, entschuldigen sich für Fehler, die sie nicht begangen haben. Sie haben verschiedene offene Baustellen und die meisten davon sind nicht mal ihre eigenen. Oft kommen solche Menschen zu mir und sagen: »Ich habe schon so viel versucht, so viel bearbeitet. Aber ich werde das Gefühl nicht los, dass ich nichts richtig mache. Egal was ich probiere, ich trete auf der Stelle.«

Ich weiß dann, dass sie an Themen gearbeitet haben, die nicht ursprünglich ihre eigenen sind. Sie beschäftigen sich monatelang mit Symptomen, die zwar kurzfristig weggehen, aber genauso hartnäckig wiederkommen. Warum? Weil die darunterliegende Identifizierung nicht gelöst ist. Erst wenn diese Identifizierungen aus dem Feld des Menschen und aus seiner Frequenz heraus sind, hat er die Chance – vielleicht das erste Mal in seinem Leben – zu sich zu finden und sein Eigenes zu machen. Es kehrt Normalität ein und seine Handlungen bringen endlich die Resultate, die Sinn machen.

Identifizierungen passieren meist mit Menschen aus dem Herkunftsfamiliensystem und zeigen sich in der Folge auch in Partnerschaften und Beziehungen.

Fallbeispiel

Isolde hatte mit ihrem Gewicht und unerträglichen Verspannungen zu kämpfen. Sie erzählte, dass noch keine einzige Diät »angeschlagen« habe. Und es gebe Tage und Zeiten, an denen sie gefühlt alles essen könne und dann dürfe sie nicht mal hinschauen, schon hätte sie wieder 3 Kilo mehr auf den Rippen. Ihr Körper funktioniere nicht normal. Bei den Verspannungen sei es ähnlich. Es gebe Zeiten, da sei sie komplett symptomfrei, obwohl sie nichts Spezifisches mache. Und dann gäbe es Zeiten, in denen einfach alles wehtue, ohne dass es einen ersichtlichen Grund dafür gebe. Der Körper spielte verrückt. Wenn etwas einfach keinen Sinn macht und konträr zu dem läuft, was man aufgrund der initiierten Handlungen erwarten kann, dann ist das System irritiert.

Ich wusste sofort, dass es sich um eine Identifizierung handeln musste und als wir aufstellten, kam zutage, dass Isolde das Leben ihrer Oma nachlebte. Diese war nach ihren Angaben ein sehr hingebungsvoller Mensch gewesen. Sie hat alles für ihre Familie getan und doch hatte Isolde die Oma als sehr traurig und in sich gekehrt in Erinnerung. »Irgendwie gab es meine Oma gar nicht«, meinte Isolde. Sie sei einfach jemand gewesen, der alles für alle anderen getan hatte. Sie hatte Verständnis für alles und jeden, doch von sich selbst erzählte sie nie. Sie wurde auch nicht gefragt. Oma hatte Arthrose und starkes Übergewicht. Obwohl sie auf ihre Gesundheit achtete, war sie immer geplagt von Schmerzen. »Sie jammerte nie, aber man sah es an ihrer Art, wie sie ging«, so Isolde.

Schnell wurde Isolde mit dem Bild der Aufstellung klar, dass sie mit dem Schicksal der Oma identifiziert war. Denn auch sie tat alles für andere. Ihr Freundeskreis war voll mit Menschen, die allesamt schwere Schicksale zu tragen hatten und Isolde hörte sich alle Geschichten immer wieder an, obwohl sie auch gerne mal von sich erzählt hätte. Wir lösten die Identifizierung mit der Oma, indem ich sie »rausdrehte«. Für dieses Rausdrehen ließ ich Isolde der Oma tief in die Augen schauen. Sie fixierte die Oma und ich gab ihr einen bestimmten Atemrhythmus vor, der schneller wurde, während ich sie immer näher zur Oma hinbewegte. Isolde versank ein letztes Mal in der Identität der Oma. (Dies macht die Dynamik nochmals in der Gänze fühlbar, bevor man sie auflöst.) Kurz vor der Oma wendete ich sie ruckartig weg von ihr. Ich drehte sie weg und führte sie mit kurzen schnellen Schritten in die andere Richtung. Dies bewirkt das Unterbrechen dieser Identifizierungsdynamik.

Isolde musste sich erst einmal neu orientieren im Raum. Es stellte sich aber sofort ein Gefühl der Erleichterung ein. Als Isolde sich das erste Mal ohne diese Verstrickung wahrnahm, war ihr klar, dass sie sie bis zu diesem Tag noch nie so klar gesehen hatte. Sie fühlte eine kraftvolle Energie in sich. Ihr Körper sagte: »Endlich kann ich einfach für dich funktionieren und werde nicht andauernd irritiert von der Oma. Ich fühle mich klar und befreit.« Ich ließ Isolde sagen: »Ab heute bleibe ich bei mir. Ich setze mich und meinen Körper an die erste Stelle und ich grenze mich ganz klar ab von Belastungen anderer Menschen. Ich bin ich, und du bist du. Ich bin bei mir und ich bleibe bei mir.«

Isolde hatte nach der Aufstellung sehr schnell einen Gewichtsverlust von mehr als 5 Kilo, ohne dass sie weniger aß oder mehr Sport trieb. Nach ein paar Wochen bat sie mich erneut um Hilfe, da sie sich von einer Freundin distanzieren wollte, die ihr spürbar Energie entzog und deren Schicksal sie in gewisser Weise mitgetragen hatte. Dieser Energieverlust war ein weiterer Aspekt und eine weitere Auswirkung dieser Dynamik der Identifizierung. Diese konnte sie nun erkennen und wollte sich freimachen von Anhaftungen im Freundeskreis. Es gelang ihr, sich zu distanzieren und neue Freundschaften zu knüpfen. Ihr Körper wurde mit jeder Befreiung und jedem klaren Nein von ihr entspannter und leichter. »Mich abzugrenzen und klar zu positionieren gegenüber anderen Menschen ist meine Diät«, sagte Isolde lächelnd.

Bei dieser Dynamik ist oft zu beobachten, dass der Mensch wieder »normal« zu funktionieren beginnt, wenn die Identifizierung gelöst ist. Er kann dann wieder er selbst sein, sich selbst leben. Und die eigene Energie ist nicht länger »gestört« durch Frequenzen und Felder, die nicht die eigenen sind.

Übernahme

»Lieber ich als du« ist das Motto für die Übernahme von Gefühlen. Besonders in ihren ersten Lebensjahren übernehmen

Kinder viele Gefühle aus ihrer Familie, da in dieser Zeit ein besonders großes Bedürfnis nach Zugehörigkeit besteht. Manchmal kommt eine ganze Palette von übernommenen Gefühlen zusammen, die das Leben bedeutend beeinflussen kann. Waren die ursprünglichen Gefühle besonders heftig und stark, werden sie manchmal über viele Generationen vererbt, ohne schwächer zu werden.

Diese Gefühle müssen zurückgegeben werden, und das kann mit einem Ritual geschehen. Dafür werden Objekte benutzt, zum Beispiel ein schwerer Stein oder ein Kissen, um die Gefühle symbolisch zu vertreten. Das Ritual war erfolgreich, wenn der Klient sich anschließend erleichtert fühlt und spontan aufatmen kann. Dieses Ritual stellt einen Akt der Würdigung dar, durch den anerkannt wird, dass die Person, von der die Gefühle ursprünglich kamen, stark genug ist, ihre Last allein zu tragen. Das Zurückgeben wird mit dem Satz »Ich lasse deines bei dir« bekräftigt. Wenn die Rückgabe nicht ganz gelungen ist, muss sie wiederholt werden.

Ähnlich wie bei der Identifizierung ist auch die Dynamik der Übernahme eine Verstrickung, die dir nicht erlaubt, dein eigenes Ding zu machen. Bei der Übernahme irrst du mit einer Blaupause deines Herkunftssystems herum und fragst dich, warum du dich wie ferngesteuert fühlst. Die Dynamik der Übernahme hat etwas sehr Undurchsichtiges, denn wir ahmen nicht nach, sondern agieren wie ferngesteuert nach den Regeln des Herkunftssystems. Diese Dynamik wirkt tiefgreifender und ist oft schwerer zu erkennen, weil sie auf den ersten Blick nichts Greifbares offenbart und subtil wirkt. Es ist, als ob wir das Offensichtliche nicht sehen können, weil wir es als unser Eigenes erleben.

Fallbeispiel

Als Britta zu mir kam, wollte sie unbedingt, dass ihre Partnerschaft zu ihrem Mann wieder in Schwung kommt.

18 Jahre war sie schon zusammen mit ihm, davon 13 Jahre verheiratet. Sie haben zwei Kinder, zu dem Zeitpunkt 9 und 12 Jahre alt, und die beiden waren der Mittelpunkt der Beziehung. »Uns gibt es als Paar gar nicht. Sexuell ist schon ewig Funkstille. Wir harmonieren gut, was die Versorgung der Kinder anbelangt. Und er ist ein großartiger Vater. Doch als Mann und Frau existieren wir nur noch auf dem Papier«, beschrieb Britta die Situation.

Als wir aufstellten, zeigte sich eindrücklich, wie unglücklich Britta in Wahrheit war. Brittas Stellvertreterin sagte: »Ich gehe kaputt. Ich sterbe.« Britta erzählte mir betroffen, dass sie 2 Jahre zuvor eine Brustkrebsdiagnose bekommen hatte. Sie erzählte auch, dass sie oft Angst habe zu sterben. Ich ließ Britta zu ihrem Mann sagen: »Ich bin so allein. Ich bin in einer Beziehung, aber total allein. Das macht mich krank. Ich bin unglücklich.« Außerdem spürte ich, dass in der Herkunftsfamilie von Britta eine ähnliche Dynamik wirkte und fragte sie nach der Beziehung ihrer Eltern. »Oh Gott, frage nicht! Furchtbar!«, war ihre Antwort und sie erinnerte sich, dass ihre Mutter kürzlich zu ihr gesagt hatte: »Ich bin nur wegen euch Kindern beim Papa geblieben. Und Papas Depressionen haben mich fertig gemacht, doch ich habe es nie geschafft, zu gehen.«

Als sie das erzählte, fiel es ihr wie Schuppen von den Augen: »Das ist ja haargenau dasselbe wie bei mir. Mein Mann hatte vor 5 Jahren auch einen Burn-out und es war mir eigentlich zu viel. Aber da kann man ja nicht einfach gehen. Und die Tochter war gerade mal 4 Jahre alt. Obwohl ich mir immer geschworen habe, nie so eine Beziehung zu haben wie meine Eltern, lebe ich genau dasselbe nach. Wie kann man nur so blind sein! Ich habe das nicht erkannt.«

Das ist genau die Problematik: Wir leben etwas unbewusst nach und übernehmen es, ohne uns weiter darüber Gedanken zu machen. Wir machen einfach das Gleiche. Ich ließ Britta zu den Eltern sagen: »Liebe Mama, lieber Papa, ich achte eure Entscheidung, zusammenzubleiben. Ich lasse es bei euch. Für mich ist das nicht stimmig und nicht lebbar. Ich bin eure Tochter und die bleibe ich, auch wenn ich es jetzt anders mache als ihr beide. Ihr bleibt meine Eltern, auch wenn ich es jetzt anders mache.«

Und zu ihrem Mann ließ ich sie sagen: »Wir werden einen neuen Weg finden. Dieser hier ist zu Ende. Dies ist nicht die Partnerschaft, die mich glücklich macht. Wir werden als Eltern für unsere beiden wundervollen Kinder da sein. Und wir gehen den Weg einer neuen Beziehung, die uns entweder nur Eltern sein lässt oder auch den Weg einer neuen Partnerschaft ermöglicht.« Der Stellvertreter, der für Brittas Mann stand, antwortete: »Endlich spricht es jemand aus. Für mich passt es auch nicht, aber ich hatte nicht den Mut, es anzusprechen und wollte dich und die Kinder nicht enttäuschen.« Britta erwähnte, dass ihr Mann ohne Vater aufgewachsen war und immer sagte, wie wichtig es ihm sei, als Vater für die Kinder da zu sein. Ich ließ ihn sagen: »Ich bin und bleibe der Vater unserer beiden Kinder, egal ob wir zusammenbleiben oder nicht.«

Britta war erstaunlich klar. Sie war fähig zu sehen, dass diese Übernahme des Schicksals der Eltern bei ihr und ihrem Mann ins Verderben führte. Und sie war bereit, auszusteigen und neue Wege zu finden. Ich begleitete Britta die folgenden Monate und sie und ihr Mann schafften es, sich fair zu trennen. Sie sagte mir nach erfolgreicher Trennung, dass diese Beziehung eigentlich schon vor den Kindern nicht gepasst hätte, aber irgendwie sei man halt zusammengeblieben. Sie konnte sich das verzeihen, denn sie verstand, dass ihr Herkunftssystem maßgeblich die »Finger im Spiel« hatte.

Parentifizierung

Hier erfolgt eine Verschiebung in der Familie, indem das Kind die Rolle eines Elternteils übernimmt. Das Kind fühlt sich aufgefordert oder verpflichtet, die Elternfunktion gegenüber dem Vater oder der Mutter wahrzunehmen. Triangulierung ist Teil einer Parentifizierung. Es bedeutet, dass eine 3. Person zu einer Zweierbeziehung dazukommt. Das geschieht zum Beispiel, wenn die Tochter auf die Elternebene rutscht und die Rolle der Mutter übernimmt.

Parentifizierung (von lateinisch *parentes* »Eltern« und *facere* »machen«) könnte man kurz auch als »Beeltern« eines Elternteils beschreiben. Das Kind wird zur Mutter für die eigene Mutter oder den Vater oder zum Vater der Mutter oder des Vaters. Dies gibt es tatsächlich in allen Varianten. Grund dafür ist meist eine schwache Mutter und/oder ein schwacher Vater. Es gelingt dem Elternteil nicht, als Erwachsener in die eigene Verantwortung zu gehen.

Das kann vielerlei Gründe haben. Oftmals wird Parentifizierung aus der vorigen Generation weitergegeben. Also war etwa schon die Oma nicht in ihrer Kraft und die Mutter wurde zur Mutter für die Oma. Dadurch war sie selbst geschwächt und nicht verfügbar für ihr Kind. Das Kind geht abermals auf die Position der Mutter und bemuttert die eigene Mutter. Das hört sich vielleicht erst einmal abwegig an, passiert jedoch öfter als gedacht.

Warum beginnt das Kind überhaupt mit dem »Beeltern« oder eben Bemuttern? Es liegt daran, dass das Kind nicht gedeihen kann ohne die Fürsorge der Eltern, im Speziellen der Mutter. Das Kind braucht Nahrung, Liebe, Fürsorge. Wenn die Fürsorge fehlt, weil die Mama zu belastet, zu krank, zu überfordert oder schlichtweg emotional nicht verfügbar ist, denkt sich das Kind in seiner magischen Phase (wenn es also meint, es könne Dinge bewirken, die über seine tatsächlichen Kräfte hinausgehen): »Wenn ich nun die Mama nähre und versorge, wird sie gesund, sie beginnt, mich zu sehen und wahrzunehmen. Und wenn sie mich sieht und hört, bekomme ich sicher, was ich brauche.«

Leider ist das nicht so. Das Kind geht in dieser magischen Phase einer systemischen »Lüge« auf den Leim. Es hört sich zwar plausibel an, jedoch vermag die Fürsorge des Kindes für den Elternteil diesen nicht aus der Erstarrung oder Abwesenheit zu holen. Dies gelingt nur, wenn der Elternteil selbst in die Verantwortung geht und sich der eigenen Aufgabe bewusst wird. Bleibt das Kind in dieser Rolle, zahlt es den doppelten Preis. Es hat nicht die Fürsorge der Mutter und verhungert »am ausgestreckten Arm«. Zusätzlich verliert es auch noch seine winzigen Reste an Energie, weil es sich aufopfert für etwas Zuneigung und Liebe der Mutter. Was bleibt, ist eine Verschiebung der Verantwortlichkeit im System des Kindes. Es lernt: »Ich muss immer für alles und alle Verantwortung übernehmen.« Es lernt, sich zu verausgaben für andere – oft ohne etwas dafür zurückzubekommen und für den Preis, dass gesundheitliche Probleme auftreten, die existenzbedrohend sein können.

Es kann auch sein, dass so jemand später als Erwachsener immer mit Menschen in Berührung kommt, die nicht in die Eigenverantwortung gehen. Das kann unter Umständen dazu führen, dass eine Frau mit dieser Dynamik einen Mann heiratet, den sie ebenfalls als Kind wahrnimmt.

Frauen sagen etwa: »Ich habe drei Kinder, zwei davon habe ich geboren und das dritte ist mein Mann.« Sie wiederholen damit diese Verschiebung im System und haben anstatt eines Erwachsenen jemanden an ihrer Seite, der nicht in die Eigenverantwortung kommt.

Menschen mit dieser Dynamik sind immer wieder Dramen ausgesetzt, die über sie hereinbrechen. Und sie fühlen sich verantwortlich, um nicht zu sagen schuldig. Sie ziehen sich jeden Schuh an, sind betroffen von jedem Thema, das auf sie projiziert wird. Sie entwickeln oft einen Perfektionismus, der sie nicht zur Ruhe kommen lässt, und es ist gefühlt nie genug.

Wenn es ausnahmsweise einmal etwas zu bekommen und zu empfangen gibt, Geld oder Komplimente, winken sie beschämt ab und erklären, dass das nun wirklich nicht nötig sei. Sie können es nicht nehmen oder nur, wenn sie sich wirklich abgerackert haben. Sie können es nicht nehmen, weil sie nur gelernt haben zu geben, auch an jene, von denen sie eigentlich hätten nehmen müssen. Ein Teufelskreis.

Viele dieser Erwachsenen, die in einer Parentifizierungsdynamik stecken, schaffen es erst nach dem Tod der Eltern, ihr Eigenes zu finden und zu machen. Oft pflegen sie den Elternteil hingebungsvoll, während das Leben an ihnen vorbeizieht. Sie machen alles für die Mama oder den Papa, nur Nein und Stopp sagen, das können sie nicht. Nicht nur den Eltern gegenüber nicht, sondern allen gegenüber, die etwas von ihnen wollen. Sie sind die ultimativen Bedürfniserfüller.

Menschen, die dieses Muster herausgebildet haben, kämpfen sehr oft auch mit finanziellen Problemen. Das Geld rinnt ihnen immer zwischen den Fingern hindurch. Sie können es nicht halten, genauso wie sie ihren Raum nicht halten können. Sie verlieren sich, sie verlieren ihre Präsenz, ihr Standing, ihre Positionierung, ihr Geld.

Diese Parentifizierung lässt Kinder nicht im positiven Sinne erwachsen werden und später werden sie eher kindlich agieren in Dingen, die eigentlich Leadership und Führung erfordern. Sie kippen logischerweise in dasselbe Verhalten wie der unerwachsene Elternteil, den sie selbst bemuttert haben.

Fallbeispiel

Lass mich dazu die Geschichte von Doris erzählen. Doris ist eine wunderschöne Frau Ende 40. Sie ist talentiert und hat eine Coaching-Praxis, mit der sie aber nicht so wirklich auf Erfolgskurs kommt. Ewig plagen sie Geldsorgen und immer, wenn sie mit etwas loslegen will, kommen unvorhergesehene Kosten auf sie zu. Damit bleibt für sie wieder nichts übrig. Ihre Eltern sind eine einzige Bürde und sie fühlt sich ihnen verpflichtet. Immer. Ihre Mutter macht es besonders geschickt. Als ob sie eine besondere Antenne dafür hätte, meldet sie sich immer dann, wenn Doris gerade eines ihrer raren Hochs hat. Und dann jammert sie Doris derartig etwas vor, dass diese sofort Schuld- und Schamgefühl überkommen und sie sich unwohl fühlt, weil es ihr so viel besser geht als der Mama. Sie deckelt sich dann sofort, wird manchmal sogar krank oder hat wieder Schmerzen, schlaflose Nächte oder diese furchtbaren Ängste. Es ist, als ob es ihr nicht erlaubt sei, glücklich zu sein.

Ihre Mutter ist nach ihren Aussagen ein Fass ohne Boden. Und egal, was Doris ihr gibt, es versandet und versickert sofort. Kein Dank, keine Nachfrage, wie es Doris geht, nichts außer Jammerei und Vorwürfen.

Doris weiß, dass das alles nicht gut ist. Sie weiß, dass irgendetwas verdreht ist. Nur, wie soll sie da rauskommen? Als sie zu mir kam, erzählte sie, dass sie schon so viel versucht hatte. Auch für ihren Körper, in dem sie nach ihrem Gefühl komplett kraftlos und ausgezehrt vor sich hinvegetierte, hatte sie schon ein Vermögen ausgegeben. Sie kannte alles, jede Art von Darmspülung, jedes Schutzspray, jedes Aromaöl und jede Yogapraxis. Auch hier versandeten ihre Bemühungen ohne sicht- oder spürbaren Erfolg und das, obwohl sie doch alles so diszipliniert machte. Sie sei doch auch ganz brav und fleißig, sagte sie mir.

Parentifizierende Menschen sind grundsätzlich brav und fleißig. Sie murren nicht. Sie jammern nicht. Sie machen alles, auch wenn dabei nichts rauskommt. Sie sind es gewohnt, viel zu geben und nichts dafür zu bekommen. Auch Doris hatte gefühlt alles gegeben, und nichts war dabei rausgekommen. Wie recht sie hatte! Denn genau das bewirkt ja diese heimtückische Dynamik.

Um diese Dynamik zu wenden, brauchte es ein Hinschauen und Klären in der Tiefe des Familiensystems. Oft ist da die Herausforderung, dass der »beelterte« Elternteil das Kind nicht gehen lassen will. Solche Mütter und Väter wollen den gewohnten Service nicht missen. Sie sind abhängig und können sich nicht vorstellen, dem Kind endlich die wohlverdienten Flügel angedeihen zu lassen. Sie stutzen die Flügel, damit die Kinder bleiben. Das machen sie geschickt und mit einer Prise Schuldgefühl, sobald das Kind auch nur einen Gedanken hegt, endlich mal Stopp zu sagen.

Wir stellten auf. Doris' Feld war typisch für diese Dynamik – arm an Ressourcen. Die Mutter hing ihr Leben lang in ihrem Opferdasein fest. Auch sie hatte nichts bekommen von ihrer Mutter und kannte nichts anderes, als ihr eigenes Kind auszusaugen wie ein Energie-Vampir. Das hinterließ in der Tochter eine einzige Leere.

In so einem System kann man nicht Ordnung machen, weil keine Energie da ist. Es ist einfach nichts da an Nahrung und Ressourcen.

Da kann man nur eines machen: das Feld neu aufbauen, es neu besäen und neu versorgen mit Energien, die das System tragen können. Erst wenn da wieder Energie ist, kann man beginnen zu korrigieren. Meist findet man in der Herkunftsfamilie irgendwo eine Mutter, bei der es noch gut war, eine Mutter, die ihr Kind tatsächlich bemutterte und gut versorgte, bis eben diese missliche Dynamik zu wirken begann. In Doris' Fall war jedoch auch eine solche Mutter nicht zu finden. Alle waren unterversorgt und weder an Mutter Erde noch an Vater Himmel angebunden.

Hier gibt es verschiedene andere Möglichkeiten, um das Feld neu aufzusetzen, sei es über lichtvolle Archetypen, sei es über Spirits und kraftvolle Götter und Göttinnen. Meist wähle ich dafür die Energie der Urmutter. (Als Göttin ist hier Isis die wirkungsvollste.) Die Urmutter vermag es, aus ihrer unversiegbaren Quelle Kraft abzugeben. Sie gibt und das System nimmt. Sie heilt und versorgt. Sie nährt und bemuttert. Sie erlaubt es, zu nehmen, weil sie genug Ressourcen hat. Sie ist die Ressource. Und es ist, als ob das System an eine Energie-Infusion angehängt worden wäre. Es verändert sich. Die Ahnen atmen durch und lassen von den Kindern ab. Sie fühlen sich endlich genährt und versorgt.

Doris atmete auf und spürte, wie sich die Fesseln der Mutter lösten. Ich ließ sie die Sätze sprechen: »Mama, ich bin die Kleine und du bist die Große. Ich nehme und du gibst. Mama, danke für mein Leben und alles, was du mir freiwillig gegeben hast. Ich nehme es gerne und mache daraus etwas Gutes für mich. Ich gebe es weiter an mein Kind. Bei meinem Kind bin ich die Große und mein Kind ist das Kleine. Ich gebe und mein Kind nimmt.« Diese Sätze wirkten wie Magie und legten sich wie Balsam auf die verausgabte Seele von Doris. Sie weinte lange. Sie fühlte den Schmerz des Kindes, das einfach viel zu wenig von der Mama bekommen hatte und sagte: »Ach Mama, es war so schwer ohne dich. Ich hätte dich so gebraucht. Doch hier und heute entscheide ich, dass es reicht. Das, was du mir gegeben hast, ist ausreichend. Das Gute nehme ich von dir, Mama. Das Schlechte lasse ich.

Ich nehme nun meine Liebe und kehre damit zu mir selbst zurück. Ich versorge damit meinen Körper und meine Seele. Und ich bleibe deine Tochter, liebe Mama. Auch wenn ich mich nun distanziere und Nein sage, wenn mir deine Forderungen zu viel werden. Ich bleibe bei mir, Mama. Ich erlaube mir, dich zu enttäuschen. Und ich erlaube mir, mich dir als Kind zuzumuten. Liebe Mama, so belasse ich es.« Doris war spürbar erleichtert und fühlte, wie eine wohlige Wärme ihren Körper durchströmte.

Ein paar Wochen später berichtete mir Doris, dass sie bis auf zwei Körpersymptome keine Schmerzen und keine Angstzustände mehr plagten. Außerdem konnte sie durchschlafen. Sie erzählte auch, dass ihr Körper, wenn sie sich nicht gut abgrenzte von der Mutter, sofort schmerzte. Als ob der Körper ihr half, zu erkennen, ob sie sich wieder in den Forderungen und Bedingungen der Mutter verlor. Ich begleitete Doris in der Folge noch eine Weile, bis sie aus diesen eingeschliffenen Mustern ganz herausfinden und neue, konstruktive Verhaltensweisen initiieren konnte.

Triangulierung
Mit der bereits erwähnten Triangulierung ist in der Systemik eine dysfunktionale Beziehungsdynamik zwischen drei Menschen gemeint. Dies betrifft meist die Mutter-Vater-Kind-Beziehung. Bei einer Triangulierung innerhalb einer Familie erhält ein Kind eine bedeutsame und ungesunde Funktion auf der Elternebene, die ihm nicht angemessen ist.

Auch wenn ein Elternteil oder beide Eltern das Kind »missbrauchen«, um als Paar bzw. Familie stabil zu bleiben, oder wenn der Sohn an die Stelle des Ehemannes »rutscht«, spricht man von Triangulierung. Ein weiteres Beispiel ist das sogenannte Schwiegermutter-Syndrom, wenn der Ehemann zum »Partner« der Schwiegermutter wird und sie ihn nicht freigibt.

Wenn Menschen mit Beziehungsthemen zu mir kommen, habe ich immer im Hinterkopf, dass bei ihnen – unter anderem – die Triangulierung als Familiendynamik wirken könnte. Symptome dafür können Untreue, Liebeskummer, Probleme mit der Schwiegermutter, Kommunikationsstörungen oder Hassliebe sein.

In der Triangulierung steckt das Kind mit Mutter und Vater in einem Beziehungsdreieck. Wie geschieht das? Erst einmal sind die Eltern nicht in guter Partnerschaft verbunden, sonst würden sie das Kind nicht mit »reinnehmen«. Das Kind sollte auf seinem Platz als Kind bleiben und nicht als »Partnerersatz« herhalten. Doch bei dieser Dynamik wird es auf die Ebene der Erwachsenen gehoben und die Folgen können fatal sein. Wenn die Mutter zum Beispiel das Kind in die Probleme einweiht, die sie mit dem Papa hat, wird das Kind zur »Freundin« und gezwungen, von dieser Position aus Partei zu ergreifen. Im schlimmsten Fall erklärt die Mutter dem Kind auch noch sexuelle Probleme zwischen ihr und dem Papa. Das Kind ist dann nicht frei als Kind. Es sieht den Papa nun nicht nur mit den Augen des Kindes, sondern auch mit den Augen der Mutter. Das ist zutiefst verstörend und hinterlässt tiefe Spuren im Kind. Es lernt zum Beispiel, dass Männer nichts können, dass sie versagen und schwach sind. Und es lernt, dass man als Frau nicht glücklich wird mit ihnen.

Grundsätzlich gilt: Die Probleme zwischen den Eltern sollten zwischen den beiden kommuniziert und geklärt werden. Das Kind sollte davon ausgeschlossen und damit frei sein von diesen Problemen. Es geht das Kind nichts an. Falls die Beziehung scheitert, hat das Kind das Gefühl, dass es sich entscheiden muss zwischen Mama und Papa. Und in dem Fall aus unserem Beispiel würde das Kind sich gegen den Vater entscheiden, weil es in der Energie der Mutter steht und deshalb Ablehnung für den Vater empfindet. Es urteilt also innerlich über den Vater aus einer Position der Mutter heraus. Das ist Missbrauch an der Unversehrtheit des Kindes.

Erwachsene, die als Kinder mit dieser Prägung aufwuchsen, sind meist am Nörgeln gegenüber dem Partner. Frauen klagen darüber, dass sie Männer als schwach erleben und sie nicht zufrieden und befriedigt seien in der Partnerschaft. Sie müssten alles selbst machen, der Mann sei nicht ebenbürtig.

Hier siehst du, dass sich das Erleben der Mutter mit dem Vater wie eine Matrix über das Erleben des Kindes gezogen hat und es auch in seinem Leben als Erwachsener prägt. Eine solche Frau hat kaum eine Chance, einen Mann kennenzulernen, der anders ist als der Partner, der die Mutter unglücklich gemacht hat. Das Kind bleibt der Mutter innerlich treu.

Eine andere Variante ist, dass der Vater von seiner Mutter nicht losgelassen wird, weil sie zu sehr an ihm hängt. Die Abnabelung der Söhne von ihrer Mutter misslingt leider ganz oft. Die Mütter geben die Söhne nicht frei und dann hat keine Frau an der Seite des Sohnes eine Chance. In den Augen der Mutter ist auch keine Frau gut genug, weil sie selbst ja die »Frau« an der Seite des Sohnes ist.

Kommt es doch zu einer Beziehung, entwickelt die Mutter Eifersuchtsgefühle gegenüber der Schwiegertochter und wird dieser mit Unbehagen und Missgunst begegnen. Die Schwiegertochter kämpft dann auf verlorenem Posten, weil ihr Mann es nicht schafft, die Mutter zu stoppen und zu maßregeln. Er ist ja »Mamas Bub«. Die Mama steht über allem und er ist mit ihr in einer ungesunden Beziehung gefangen. Er nimmt den Platz des Partners der Mutter ein. Er ist der bessere Mann für die Mutter. Und diese Dynamik bleibt bestehen, auch wenn der Bub erwachsen ist und selbst in eine Beziehung geht. Die Dreiecksgeschichte mit Mama und Papa wirkt weiter und der Bub kann nie in seiner Partnerschaft Platz nehmen. Die Frau an seiner Seite fühlt sich indes immer als zweite Wahl und hat nie diesen ersten Platz an der Seite des Partners. Es ist, als ob die Mutter im Ehebett zwischen den beiden liegt. Oft ist auch die Sexualität gestört, denn mit der Mutter im Bett ist es kaum möglich, hemmungslos Sex zu haben.

Du kannst dir vorstellen, dass so ein Paar in seiner Beziehung unglücklich ist. Und es wird dazu tendieren, ebenfalls eine 3. Person dazu zu nehmen. Das Dreieck wird wiederholt, entweder indem nun eine Außenbeziehung dazukommt oder indem die Partnerin dasselbe macht wie die Schwiegermutter. Aus lauter Unglücklichsein mit dem Partner nimmt sie den gemeinsamen Sohn an die Seite und lässt ihn ihrerseits nicht los, weil dieser nun ihr Partnerersatz ist. Damit ist auch dieses Kind wieder nicht frei und die Triangulierung geht in die nächste Runde. Ein Teufelskreis, der schon so manche Ehe gefährdet und am Ende zerstört hat.

Fallbeispiel

Andrea kam zu mir mit dem Wunsch, endlich glücklich zu sein mit einem Mann. Das war sie nach eigenen Angaben noch nie. »Ich kenn mich nur mit Liebeskummer. Und wenn dann mal einer gepasst hätte, habe ich ihn verlassen, um den nächsten Reinfall an Land zu ziehen«, erzählte sie mir. Ihre Männer, bei denen sie geblieben ist, waren allesamt belastet und schwerfällig. Und je belasteter sie waren, umso mehr hat sie sie geliebt. Sie hat sich für sie aufgegeben und war ihnen eher Mutter als Frau. Diese Männer waren alle auch nicht frei. Entweder war Andrea eine Affäre eines Mannes, dessen Frau zu Hause auf ihn wartete, oder er hatte ein ungesund nahes Verhältnis zur Mutter, die er sehr regelmäßig anrief und besuchte. Oder aber er lebte in einer gewissen Parallelwelt, war abhängig von Alkohol oder Pornos.

Sie war jedenfalls immer das fünfte Rad am Wagen. Den ersten Platz an der Seite eines Mannes hatte sie nie. Doch als sie zu mir kam, war sie sich sicher: Das musste aufhören. Sie wollte den zweiten Frühling erleben oder den ersten, den sie eigentlich noch gar nicht gehabt hatte. »Ich will einfach glücklich sein mit einem Mann. Ist das denn zu viel verlangt? Ich möchte mich fallen lassen können, ankommen, geliebt und geherzt werden. Ich möchte spüren, dass der Mann mich gerne an seiner Seite hat. Ich möchte, dass er mir den besten Platz an seiner Seite gibt. So wie ich ihm den besten Platz geben würde. Mein Platz ist frei«, sagte sie. Und ich war da voll bei ihr und konnte sie gut verstehen, doch bei ihrem letzten Satz »Mein Platz ist frei« wusste ich sofort: Andrea glaubte, dass der Platz neben ihr frei sei, doch das war er nicht. Der war besetzt. Von wem wusste ich noch nicht, doch genau um diesen Platz ging es.

Die Aufstellung ergab, dass Andrea verstrickt war in eine unsägliche Triangulation. Ihre Männer waren alle ein Abbild ihres Vaters. Entweder tranken sie wie ihr Vater, gingen fremd wie ihr Vater oder sie waren gar nicht da – wie ihr Vater. Und sie selbst befand sich auf dem Platz der Mutter, die Zeit ihres Lebens gelitten und immer Liebeskummer gehabt hatte. »Mit Männern wird das nichts werden, Andrea. Die Männer sind furchtbar. Allein würde es mir weit besser gehen«, hatte ihre Mutter ihr mitgegeben.

Als Andrea das ganze Ausmaß bewusst wurde und sie in einer Aufstellung sah, was da abging, war sie unendlich traurig. Ihr Schmerz war raumfüllend und ich ließ sie erst einmal die Tränen weinen, die ihr über viele Jahre im Hals stecken geblieben waren. Irgendwann fragte ich sie, wie lange sie noch bereit sei, zu ihrer eigenen Trauer auch noch die Trauer der Mutter mitzutragen und wie lange sie noch diese Triangulierung in ihrem System weitertragen wolle.

»Ich will jetzt damit aufhören«, war ihre Antwort und so ließ ich sie sagen: »Mama, ich lasse deinen Schmerz bei dir. Deine Beziehung zu Papa geht mich nichts an. Dein Unglück ist deines und nicht länger meines. Mama, ich bin nur dein Kind. Ich bin nicht deine Freundin. Ich bin auch nicht die bessere Frau für Papa. Ich steige aus, ich gehe aus eurer Mitte und mute dir die unglückliche Beziehung mit Papa zu. Ich versuche sie nicht länger auszugleichen, indem ich dich tröste und dir zuhöre, wenn du über ihn lästerst.« Und zu ihrem Vater sagte sie: »Papa, es geht mich nichts an, ob du Freundinnen hast oder nicht. Ich bin dein Kind und nur dein Kind. Was du als Mann machst, geht mich nichts an. Ich bin ganz frei davon. Ich erlaube mir, dich nun mit den Augen des Kindes zu sehen. Und wenn ich dich als deine Tochter anschaue, dann fühle ich Liebe. Ich erlaube mir, dich nicht länger mit den Augen der Mama zu betrachten,

denn die sind getrübt von ihrem Liebeskummer. Ich lege die Brille dieser Dynamik ab und erlaube mir, in meiner Welt anzukommen.«

Wir holten einen Mann dazu und ich ließ Andrea zu ihm sagen: »Du bist ein Mann. Du bist nicht mein Vater. Du bist einfach ein Mann. Ich projiziere nicht länger die Geschichte meiner Eltern auf dich. Du bist frei, mir als Frau zu begegnen. Ich bin offen dafür, Liebe zu empfangen und Liebe zu geben. Ich bin frei.« Andrea war sehr bewegt. Sie fühlte sich um Tonnen leichter und in ihr breitete sich Freude aus, Vorfreude auf das, was sie erwartete.

Einige Zeit nach der Aufstellung schrieb sie mir, dass sie sehr schnell und leicht aus der gemeinsamen Wohnung ausgezogen sei. Sie fand ein schönes neues Zuhause und bald darauf traf sie einen Mann, der im ersten Augenblick zu gut schien, um wahr zu sein.

Und dieses Mal entschied sie, sich für ihr Glück zu öffnen und rannte nicht wieder davon. Sie blieb. Das Bild, das sie mir mit ihrer Nachricht zusammen schickte, zeigte sie und ihren neuen Partner am Strand von Sansibar. Darunter standen die Zeilen: »Katja, das Meer war noch nie so schön wie hier. Und ich war schon oft am Meer.« Andrea war sichtbar glücklich.

Doppelte Verschiebung

Die doppelte Verschiebung ist eine Dynamik, bei der Belastungen nicht wie meistens von der Elternebene auf uns übertragen werden, sondern sie kommen aus einer vorhergehenden Generation. Es werden also in der Übertragung eine oder mehrere Generationen übersprungen und somit ist man mit Schicksalen der Großeltern oder Urgroßeltern verstrickt.

Es kann auch vorkommen, dass eine mehrfach doppelte Verschiebung vorliegt, wenn Belastungen von Urgroßeltern oder noch früheren Generationen auf uns übertragen werden. Die Schwierigkeit ist, dass diese doppelte Verschiebung schwieriger zu erkennen ist.

Wir können unter Umständen Wiederholungen in unserem System sehen, wenn wir das gleiche Muster bei unseren Eltern beobachten. Wenn es sich aber um Schieflagen bei den Großeltern oder den Urgroßeltern handelt, fällt uns die Verbindung zu uns selbst seltener auf, weil wir von ihnen meist weniger wissen. Nichtsdestotrotz ist die doppelte Verschiebung genauso erheblich und wirkt wie eine direkte Verschiebung von den Eltern auf uns.

Fallbeispiel

Ein Mann kam in meine Praxis, weil er Mühe mit dem Loslassen hatte. Er hatte auch Mühe, Neues zu beginnen und konnte sich kaum vorstellen, außerhalb des Ortes zu leben, in dem er aufgewachsen war. Es stellte sich ein Gefühl der Angst und Panik ein, wenn er nur daran dachte. Schon zweimal hatte er großartige Jobangebote abgelehnt, weil er dafür hätte wegziehen müssen. Jetzt hatte er das Karriereangebot seines Lebens auf dem Tisch. Und er war es leid, innerlich so blockiert zu sein. Er wollte aus dieser »Lähmung« raus, wollte in Bewegung kommen und Neues wagen.

Gleichzeitig überkam ihn das unliebsame Gefühl, dass Schreckliches passieren könnte, wenn er etwas wagte, das nicht konform war. Er konnte das nicht erklären, aber er fühlte es so. »Das hat dann was von Gefahr, einhergehend mit Verlustangst. Meine Gedanken beginnen in der Nacht zu kreisen und ich leide an wirklich grauenhaften Albträumen, die mich schweißgebadet mitten in der Nacht aufschrecken lassen. Ich bin so verhaftet in Altem, auch wenn das Alte gar nicht unbedingt gut ist für mich«, beschrieb er mir seine Situation.

Es zeigte sich in der Begleitung, dass es um seine Großeltern ging. Durch meine Nachfragen stellte sich heraus, dass diese während des Zweiten Weltkriegs vertrieben worden waren. »Mein Opa kam aus Schlesien. Er hat diesen Heimatverlust nie verkraftet. Sie sind Hals über Kopf geflüchtet. Sie haben alles verloren und auf der Flucht sind die beiden jüngsten Kinder gestorben«, erzählte mein Klient.

Hier wurde offensichtlich, wie dieses Wagnis, etwas Neues zu versuchen, systemisch verstrickt war mit Verlust, Schrecken und Tod. Die Großeltern hätten damals alles dafür gegeben, in der Heimat bleiben zu können, und nun war es, als ob der Enkel zu ihnen sagte: »Liebe Oma, lieber Opa, für euch bleibe ich. Ich wage es nicht, in die weite Welt zu ziehen. Euer Schicksal und eure Belastung dadurch sind zu groß. Lieber bleibe ich.« Als ich ihn das sagen ließ, spürte er, dass es zwar stimmig war, er sich innerlich aber sträubte, dies weiterhin so zu leben.

Wir nahmen in der Aufstellung den Krieg hinzu. Dadurch wurde deutlich, dass nicht das Wagnis des Neuen an sich gefährlich war, sondern einzig der Krieg dieses Schicksal so sehr belastet hatte. In der Aufstellung führte ich als nächstes die beiden verstorbenen Kinder wieder zu Mama und Papa. Man fühlte, dass dieser Verlust die Herzen von Oma und Opa furchtbar verletzt hatte. In der Zusammenführung gelang es, das Schicksal zu befrieden, indem die beiden Kinder wieder bei den Eltern sein konnten. Es wurde nun viel friedvoller und die Großeltern konnten ohne Probleme dem

Enkel sagen: »Du bist frei. Du musst unser Schicksal nicht sühnen und der beiden Verstorbenen auch nicht gedenken, indem du auf dein Glück verzichtest. Dein Schicksal ist ein anderes. Wir freuen uns, wenn es dir gut geht und du glücklich bist.«

Der Enkel antwortete sichtlich berührt: »Ich achte euer Schicksal und belasse es bei euch. Es hat lange gewirkt, nun darf Frieden und Ruhe einkehren. Schaut freundlich auf mich, wenn ich losziehe und die Welt erobere.« Während des Sprechens wurde seine Stimme kraftvoller und seine Haltung veränderte sich – und so stellte ich sein neues Jobangebot dazu. Ohne Zögern ging er darauf zu mit den Worten: »Du bist mein Glück und ich nehme dich an. Du hast nichts zu tun mit dem Schicksal meiner Großeltern. Ich nehme dich als das, was du bist: ein toller Job, der mir einen Karrieresprung ermöglicht.«

Ein paar Wochen später schrieb er mir, dass er kurz nach der Aufstellung nicht nur die Jobzusage in der Tasche hatte, sondern auch eine Frau kennengelernt hatte, die dort lebte, wo er nun hinzog.

Unterbrochene Hinbewegung

Die Dynamik der unterbrochenen Hinbewegung setzt voraus, dass zu einem sehr frühen Zeitpunkt im Leben eines Menschen eine wichtige Bezugsperson – meistens die Mutter – plötzlich fehlt. Die natürliche Suchbewegung eines kleinen Kindes nach seinen Bezugspersonen wird in einem solchen Fall unterbrochen bzw. unmöglich gemacht. Das Kind trägt später als Erwachsener unbewusst diese Gefühle der Trennung in sich. Die Lösung besteht darin, die unterbrochene Liebe an ihr wahres Ziel zu bringen – zur Mutter und/oder zum Vater. Für die betroffenen Kinder ist diese

Erfahrung traumatisch und in Bezug auf spätere Bindungen prägend. Tief im Inneren sehnt sich das Kind und auch später der Jugendliche und Erwachsene weiterhin nach dieser Bezugsperson und nach deren Anerkennung und Liebe.

Die unterbrochene Hinbewegung geht immer einher mit Verlust und Trennung, meist durch den Tod eines Familienmitglieds, der eine schmerzhafte Lücke hinterlässt.

Unsere erste Hinbewegung, die gelingen soll, ist jene direkt nach der Geburt. Das Kind bewegt sich hin zur Mutter. Diese Bewegung ist uns angeboren und wir können sie auch bei Säugetieren beobachten. Das Kleine wird geboren und sucht sofort die Brust der Mutter. Es wird genährt durch die Milch, die Wärme und die Liebe der Mutter.

In unseren Breitengraden hat sich das Wissen um die Bedeutung dieser Bindung mittlerweile durchgesetzt, weshalb es üblich ist und als normal gilt, das Neugeborene sofort zur Mutter zu geben. Auch bei Frühchen wird dieses Bonding durch »Känguruhen« möglich gemacht. Es bedeutet, dass Nähe und Wärme durch direkten Hautkontakt hergestellt werden und die Neugeborenen trotz Überwachung und Beatmung mit ihren Eltern kuscheln können. Das wirkt sich unter anderem positiv auf die Atmung und den Kreislauf des Kindes aus.

Wenn jedoch dieses Bonding, diese Hinbewegung, nicht gelingt, etwa weil die Mama physisch oder emotional nicht verfügbar ist, kann diese schwierige Dynamik der unterbrochenen Hinbewegung im System Platz nehmen. Die vielleicht krasseste Dynamik dieser Art ist die Adoption. Hier fehlt die Hinbewegung zu Mutter oder Vater komplett, und das hinterlässt Spuren. Manchmal kommt es auch vor, dass eine sehr stabile, gute und vielleicht einzige Verbindung zu einem liebevollen Elternteil durch den Tod unterbrochen wird. Das Kind fällt damit wie aus einem Netz der Fürsorge. Es ist, als ob sich alles verändert, und das Kind kennt sich nicht mehr aus.

Das Kind kann auch ein erwachsenes Kind sein. Hier habe ich schon die Erfahrung gemacht, dass die Bindung zu diesem nun fehlenden Familienmitglied zu Lebenszeiten nicht einmal unbedingt sehr eng und problemlos gewesen sein muss, und doch hat so mancher Verlust problematische Konsequenzen, die das normale Leben verunmöglichen.

Fallbeispiel

Folgende Heilung der Mama-Wunde durfte ich bei Christina begleiten. Sie kam aus dem hohen Norden zum Retreat geflogen. Sie war unsicher und hatte Angst, dass sie es vielleicht nicht schaffen würde. Verständlich, denn es war in ihrem Leben schon so viel Unheilvolles passiert, dass sie sich eben nie sicher sein konnte. Ihr Herz spielte immer wieder verrückt und fürchterliche Panikattacken plagten sie. Doch sie nahm allen Mut zusammen und kam.

Zu Beginn unserer Arbeit fragte ich sie nach ihrem Herzenswunsch. »Ich möchte meine Traumstelle bekommen. Da habe ich mich schon dreimal beworben, kam jedes Mal bis zum Interview und wurde dennoch abgelehnt«, war ihre Antwort. Man konnte spüren, dass dieser Traumjob richtig war für sie. So baute ich ihr Heilfeld auf und als ich ihren Job »befragte«, ob er denn zu ihr kommen wolle, hieß es: »Na ja, ein bisschen Interesse ist vielleicht da, aber nicht sehr viel!« Er formulierte auch ganz deutlich, dass er Leadership brauche.

Nun war es klar: Christina brauchte innere Führung! Die Frage dazu war ebenso offensichtlich: Wo hatte sie diese Führung verloren? Ich fühlte mich tief ins System dieser wundervollen Frau ein und die Antwort war sofort da: Es ging um die Mama.

Als ich sie zu ihrer Mama befragte, begann sie bitterlich zu weinen. Die Mama war gestorben, als Christina selbst in einer furchtbaren Krise steckte und das Leben ihr so richtig übel mitspielte. Mit dem Tod der Mutter fiel damals der letzte Anker weg. Wir holten die Mama dazu und es war, als ob Christina endlich in der liebevollen Umarmung der Mutter einen sicheren Platz finden konnte. Die unterbrochene Hinbewegung wurde wieder in Liebe und Bonding gewandelt. Minutenlang schluchzte sie und es schüttelte sie vor Schmerz und Berührtheit. Der ganze Raum füllte sich mit Liebe. Wenn liebende Mütter ihr großes Herz für ihr Kind öffnen, ist diese Liebe raumfüllend.

Und Christina konnte endlich ihr Herz wieder füllen mit der Liebe der Mama, wodurch es wieder in den richtigen Rhythmus fand, in den Rhythmus der Liebe. Angst fiel von ihr ab, Unsicherheit verabschiedete sich und man konnte spüren, dass die Kleine in ihr wieder sicheren Boden unter den Füßen fand. Sie füllte sich auf mit Mama-Liebe, dieser Liebe, die ihr so sehr gefehlt hatte. Und so war sie danach aufrechter und konnte sich dem Job zuwenden. Dieser war nun sofort bereit und offen, sie zu empfangen.

Der Job hatte systemisch gesehen die Rolle der Mutter übernommen. Er war – wie die Mutter – zunächst nicht da, nicht greifbar und scheinbar unerreichbar gewesen. Dieser Job war zwar spürbar der Richtige für sie, aber dennoch konnte sie bislang tun, was sie wollte, sie bekam ihn nicht. Mit dem Schließen der Lücke, die der Tod der Mutter in ihr hinterlassen hatte, konnte sich nun auch der Job auf sie einlassen. »Ich bin bereit«, sagte er und es war ein Leichtes für sie, ihn anzunehmen. Ihr Herz konnte sich beruhigen, die Angst verabschiedete sich und sie konnte sagen: »Ja, ich schaffe das. Ich bin mir ganz sicher.«

Die elementarsten Ressourcen kommen immer aus dem eigenen System. Wir müssen sie nicht im Außen suchen. Auch wenn zum Beispiel die Liebe der Mutter nicht im System ist, weil die Mama eben nicht da ist oder nicht lieben kann, ist es dennoch möglich, das System so aufzubauen, dass die Liebe wieder fließen kann und die Hinbewegung zu bedingungsloser Liebe wieder möglich ist. Sie ist elementar und essenziell für das Gelingen eines gesunden, erfolgreichen Lebens. Übrigens hat Christina ihren Traumjob bekommen. Es ging alles schneller als gedacht und sie konnte sich ohne Probleme hinbewegen.

Nachfolge
»Ich folge dir, sogar bis in den Tod« lautet hier das Motto. Es kommt oft bei Zwillings-Dynamiken vor oder beim Verlust eines geliebten Menschen. Hier kommt der Klient immer wieder durch Unfälle, Krankheiten bis hin zu Suizidversuchen in »Todesnähe«.

Die Nachfolge ist auch eine Art Verstrickung, meist in Verbindung mit dem Schicksalsschlag eines frühen Todesfalls zum Beispiel von Eltern, Kindern oder Geschwistern. Jeder Tod verursacht bei den Angehörigen Schmerz und Trauer. Diese Gefühle sind manchmal so stark, dass sie unüberwindbar scheinen. Vor allem wenn ein Familienmitglied in jungen Jahren stirbt, hat dieses Ereignis eine massive Wirkung auf das ganze Familiensystem. Oft bleibt der Tod ein Tabu, weil er mit so viel Schmerz verbunden ist. Besonders Kinder empfinden den Verlust eines Elternteils oder eines Geschwisters als äußerst traumatisches Ereignis. Die tiefe Bindung eines Kindes an seine Familie erzeugt eine verzweifelte Sehnsucht nach demjenigen, der nun nicht mehr da ist. Der Tod unterbricht die Bindung aber nicht, auch wenn er sie im Äußeren verhindert. Das Kind fühlt sich zu dem Toten ebenso hingezogen wie zu den Lebenden, und es möchte bei diesem Menschen sein. Diese Bindung kann sogar stärker sein als die Angst vor dem Tod. Aus diesem Gefühl heraus entsteht eine Neigung zum Tod, verbunden mit Gedanken wie »Ich folge dir nach« oder »Ich folge dir in deiner Krankheit nach« bzw. »Ich folge dir in den Tod nach.«

Die Nachfolge ist eine Dynamik, die leider viel öfter Familientragödien auslöst als bisher angenommen. Die Nachfolge heißt so, weil ein Mensch jemandem in den Tod folgt.

Warum er das macht, hat verschiedene Ursachen. Fakt ist: Wenn ein Mensch schicksalhaft stirbt, scheint die Sippe diesen Tod immer wieder zu erinnern, indem im System das Gleiche oder Ähnliches wieder geschieht. Manchmal passiert einem Nachkommen fast das Gleiche in eben dem Lebensjahr, in dem auch den Ahnen jenes Schicksal getroffen hat. Es wird dann zum Beispiel erzählt: »Mein Opa ist mit 40 umgekommen und ich bin mit 40 ebenfalls schwer krank geworden.« Dieser Satz beschreibt systemisch die Nachfolge. Immer wieder finden Menschen zu mir, deren Familie von wiederkehrenden Schicksalsschlägen heimgesucht wird. Manchmal weiß man, dass es äußerst dringend ist, hier Ordnung und Heilung ins System zu bringen, damit diese Nachfolgen aufhören können.

Kennst du vielleicht auch Familien, von denen es heißt, da passierten immer wieder schlimme Dinge? Schon wieder sei da jemand schicksalhaft verstorben. Als ob ein Fluch über der Familie hängen würde. Nachfolgen fühlen sich tatsächlich ein bisschen so an, obwohl sie kein Fluch sind, sondern eine Verstrickung im System.

Fallbeispiel

Als Marlene zu mir kam, war sie nervös und angespannt: »Katja, es eilt. Ich weiß nicht, warum, ich kann es dir nicht erklären, aber es eilt. Ich habe eine unbeschreibliche Angst davor, dass meinem Sohn etwas passiert.« Bei ihrem Sohn, Mitte 20, gab es nach ihren Angaben nichts Offensichtliches, das Anlass zur Sorge gab. Er war schon ausgezogen, hatte eine liebe Freundin und beruflich lief es wie am Schnürchen. Doch zwei Wochen zuvor war er einem Lawinenunglück entkommen. »Das war knapp. Er nimmt es auf die leichte Schulter, aber für mich ist es eine Katastrophe. Ich habe das Gefühl, als ob es ein Warnschuss war und das echte Drama erst kommt«, erzählte mir Marlene. »Was schwebt dir denn vor als Drama?«, fragte ich. Marlene begann zu weinen. »Mein Bruder ist mit 26 bei einem Bergunfall ums Leben gekommen. Mein Opa ist in jungen Jahren angefahren worden und war seither nicht mehr ganz arbeitsfähig und hat sein Leben lang unter Schmerzen gelitten. Das ist doch nicht normal. Das macht mir extreme Angst.« Ich spürte, dass da noch mehr war und testete das System aus. Der Test ergab einen Hinweis auf den Uropa, also den Vater des angefahrenen Opas. Marlene überlegte. Sie wusste nur, dass er im Krieg geblieben war, im Ersten Weltkrieg. Wir machten einen Termin für eine systemische Aufstellung aus und bis dahin sollte sie versuchen herauszufinden, ob es Details zum Tod des Uropas gab.

Am Tag der Aufstellung erzählte mir Marlene sichtlich geschockt, der Uropa sei im Ersten Weltkrieg in den Dolomiten ums Leben gekommen. Er hatte für Österreich gekämpft und hatte in den Bergen sein Leben gelassen.

Da war sie – die Nachfolge. Eine heftige, schicksalhafte Nachfolge. Mit dem Uropa hatte es begonnen, beim

Opa ging es weiter, landete beim Bruder von Marlene und machte jetzt als nächstes Halt bei ihrem Sohn. Wie gut, dass sie intuitiv spürte, dass da etwas im Busch war.

Diese Aufstellung werde ich nie vergessen. Als das Heilfeld von mir gelegt war, blies ein kalter Wind durch den Raum. Es war bitterkalt. Es ist wirklich seltsam, jetzt darüber zu schreiben, doch alle, wirklich alle froren. Es war, als ob uns der Uropa nochmals an den Ort des Geschehens bringen würde. Es stellte sich heraus, dass er verantwortlich gewesen war für einige Kameraden. Sie gerieten in einen Hinterhalt, von dem aus sie nicht mehr weiterkamen, und er und seine Kameraden sind dort elendiglich erfroren.

Bei der Aufstellungsarbeit stellte sich heraus, dass der Uropa sich schuldig fühlte. Das Entscheidende war nicht so sehr, dass er selbst das Leben verloren hatte, sondern dass er seiner Ansicht nach seine Kameraden in den Tod geführt hatte. Oft ist es so, dass Soldaten, wenn sie im Krieg Kameraden nicht beschützen konnten, sich selbst für deren Tod verantwortlich machen. Doch am Ende war der verantwortliche Täter der Krieg und nicht der Uropa. Der Krieg hatte Tote gefordert, der Krieg hatte sie in einen Hinterhalt geführt. Als der Uropa seine übernommene Schuld und Verantwortung dem Krieg zurückgegeben hatte, wurde es etwas wärmer. Wir nahmen die verstorbenen Kameraden dazu. Der Uropa war untröstlich. Ganz schaurig war es, als offenbart wurde, dass für jeden der erfrorenen Kameraden ein Opfer aus seiner eigenen Familie nachfolgte. Sein Sohn hatte seine Gesundheit geopfert, sein Enkel sein Leben, und sein Urenkel hatte nun einen Schuss vor den Bug bekommen. Erst als dem Uropa klar wurde, dass seine ganze Familie im Bann dieses Unglücks stand, war er fähig, zu seiner eigenen Familie zu schauen.

Diese Kameradschaft unter Soldaten spielt in vielen Aufstellungen eine Rolle. Unter dem Einfluss des Krieges wächst man zusammen und hält zusammen. Wenn einer von ihnen ums Leben gekommen ist, verhält sich das System so, als ob ein Familienangehöriger gestorben wäre. Ich fragte die Kameraden, ob sie Sühne und Opfer vom Uropa forderten. Sie waren sich alle einig, dass sie das weder wollten noch beabsichtigt hatten. Sie waren sich auch einig, dass der Uropa nicht schuld war. Es war Krieg gewesen und es war ein furchtbares Unglück geschehen. Der Uropa konnte endlich durchatmen. Marlenes Familienmitglieder atmeten ebenfalls auf. Es war, als ob dieser Fluch sich in Luft aufgelöst hatte. Der Stellvertreter des Sohnes von Marlene war total bewegt und bedankte sich bei seiner Mama, dass sie dies aufgelöst hatte. Er erzählte aus der Rolle heraus, dass er während der Aufstellung immer wieder ein Stechen und Ziehen im Kopf gehabt hatte. Das sei nun weg. Marlene erzählte, dass ihr Sohn unter wiederkehrenden heftigen Migräneattacken leiden würde. Krass, wie er das wahrgenommen hat.

Marlene hatte nach der Aufstellung einen Nachfolgetermin bei mir und erzählte, dass sie endlich schlafen konnte. Sie war davor immer wieder in der Nacht wach geworden. Das sei nun Geschichte. Und ihr Sohn hatte seither keine Migräne mehr. »Unbeschreiblich«, sagte sie, »was für ein Glück, auf diese Art eine Lösung bekommen zu können.« Ja, da hatte sie recht. Wie viele Systeme habe ich schon gesehen, die wirklich vor Schlimmerem bewahrt wurden, weil solche Dynamiken endlich durchbrochen werden konnten.

Lebenshemmung
Eine Lebenshemmung stellt eine Form von Verstrickung dar, bei der sich der Mensch nicht traut, sein Leben voll und ganz zu leben. So fühlt sich beispielsweise ein Kind, dessen Mutter bei der Geburt starb, schuldig und traut sich nicht, fröhlich und glücklich zu sein. Menschen, die eine systemische Lebenshemmung haben, können sehr alt werden, leben die meiste Zeit jedoch so, als seien sie bereits tot. Sie wirken apathisch, als seien sie gar nicht richtig anwesend. Zu einer Lebenshemmung kann es aufgrund von Identifizierung oder Nachfolge kommen oder auch durch die Übernahme von fremden Gefühlen, zum Beispiel der Todessehnsucht eines anderen Familienmitglieds.

Bei dieser Dynamik geht es grundsätzlich um die Verstrickung mit einem verstorbenen Familienmitglied. Der Mensch steht dadurch in gewisser Weise mit einem Fuß im Totenreich und ist nur zum Teil bei den Lebenden. Du kannst dir sicher vorstellen, dass dies weitreichende Folgen haben kann. Jemand, der dieser Lebenshemmung ausgeliefert ist, kämpft auf jeden Fall mit seiner Gesundheit. Es fällt ihm auch schwer, Beziehungen zu leben, vor allem solche, die leicht sind. Seine Beziehungen, wenn er denn welche hat, sind eher belastet und sehr ernsthaft. Sein Leben ist mit Süchten konfrontiert: Entweder hat er mit einer eigenen Sucht zu kämpfen oder er ist mit Menschen zusammen, die süchtig sind. Eine mögliche Wirkung von Sucht ist, dass sie das Leben trübt und vernebelt. Damit gerät dieser Mensch in einem todesähnlichen Zustand, der seiner Verstrickung entspricht. Süchte tragen schlussendlich immer auch die Todesfolge mit im Gepäck und damit wird klar, dass der Süchtige mit dem Tod spielt. Er liebäugelt womöglich unbewusst damit, weil er so jemandem nahe sein kann, der nicht mehr am Leben ist.

Existenziell bedrohliche Krankheiten treten ebenfalls oft bei einer systemischen Lebenshemmung auf. Das Leben gelingt nicht. Der Betroffene scheint auch immer wieder in Gefahr zu schweben. Er zieht Gefahr förmlich an, lässt sich auf risikoreiche Abenteuer ein und hat dabei oft Glück, dass nicht Schlimmeres passiert. Halsbrecherisch fährt er mit dem Auto oder donnert die Piste runter. Der Tod fährt mit. Je stärker diese Lebenshemmung oder dieser Sog zum Tod wirkt, desto extremer ist die Gefahr, der er sich ausliefert. Und er ist auch nicht zu stoppen, es sei denn, er will das selbst und steigt aus. Dieser Schritt wäre die Zuwendung zum Leben, zu einem Leben, das fernab von Gefahr und Schrecken Freude und Erfüllung bringt.

Oft ist es schwierig, auf den ersten Blick zu erkennen, welchem Verstorbenen der Mensch innerlich nachgeht. Manchmal ist es offensichtlich, weil dieser Mensch vielleicht die Mama oder den Papa früh verloren hat. Dann macht das Sinn. Aber was, wenn auf den ersten Blick alle da sind und dieser Mensch dennoch ein schwieriges, schweres Leben lebt?

Möglicherweise ist der Verlust eines Geschwisterkindes die Ursache. Dieser Verlust kann schwerwiegende Folgen haben, vor allem, weil er vielen nicht bewusst ist. Gerade dann, wenn das Geschwister noch während der Schwangerschaft gestorben oder in sehr jungen Jahren durch tragische Weise umgekommen ist, kann das unbewusst hemmend und blockierend auf den Menschen wirken.

Das lebende Geschwisterkind ist unsichtbar verbunden mit dem oder der Verstorbenen und hat darum Schwierigkeiten, sich selbst zu finden. Es hat Schwierigkeiten, am Leben zu sein.

Die Folgen zeigen sich in unglücklichen Partnerschaften oder in der Angst, sich überhaupt auf einen Partner einzulassen. Es zeigt sich auch in einem gespaltenen Verhältnis zwischen Seele und Körper. Die Bedürfnisse des Körpers werden oft missachtet, weil die Sehnsucht nach dem Geschwister – und damit auch die Todessehnsucht – größer ist als die Liebe zu sich selbst.

Noch verzwickter wird es, wenn es um einen verstorbenen Zwilling geht. Man schätzt, dass etwa 25 Prozent aller

Schwangerschaften mit einer Zwillingsanlage beginnen (Siehe Literatur- und Quellenverzeichnis.). Das heißt, dass jeder vierte Mensch einen Zwilling hat bzw. hatte. Doch sehr oft bleibt nur einer der beiden am Leben. Und die meisten wissen es nicht, da der Zwilling so früh im Bauch der Mama verstarb, dass die Mutter es gar nicht bemerkt hat. Aber selbst wenn dieser verstorbene Zwilling nur etwa 8 Wochen zusammen mit dem lebenden Zwilling im Bauch war, reicht diese Zeit, um eine tiefe Wunde zu hinterlassen. Denn die engste Bindung, die es gibt, ist die zwischen Zwillingen. Wenn der eine stirbt, hinterlässt er eine Lücke, die nur schwer mit Leben zu füllen ist. Der überlebende Zwilling ist unbewusst auf der Suche nach dem Verstorbenen und lebt sprichwörtlich am Leben vorbei. Er macht und tut für zwei. Schließlich muss er ja für den Verstorbenen »mitmachen«. Er fühlt sich oft unerklärlich schuldig. Tief in ihm sitzt die Angst, dass er schuld ist am Tod des Geschwisters. Und mit Schuld lässt sich kein leichtes Leben führen.

Den überlebenden Zwilling plagen oft Ängste und Panik. Irgendetwas holt ihn immer wieder ein, meist in der Nacht oder im Delirium. Doch im Delirium spürt er die Angst nicht, darum zieht er es auch vor, sich zuzudröhnen. Er hat unerklärliche Körpersymptome, für die kein Arzt eine Erklärung findet, weil es ja nicht seine sind. Er hat sie »übernommen« vom geliebten verstorbenen Zwilling.

In dem Moment, in dem das Rätsel systemisch gelöst wird, löst sich eine ganze Reihe von Problemen für den lebenden Zwilling. Die Seele atmet auf. Es kehrt endlich Ruhe und Frieden ein. Schuld und Scham verschwinden, das Leben hält endlich Einzug.

Fallbeispiel

Carola kam mit einer ganzen Liste an Themen zu mir. Gesundheitlich war sie seit Jahren auf der Suche nach

Lösungen und pilgerte von Arzt zu Arzt. Mit ihrem Mann war sie zwar glücklich, aber sie lebten eher wie Bruder und Schwester zusammen. Ihre Situation beschrieb sie so: »Manchmal glaube ich, mit mir stimmt echt was nicht. Ich hatte eine glückliche Kindheit, eine großartige Mama, einen lieben Papa. Uns fehlte es an nichts. Ich hatte eine schöne Kindheit. Aber schon als Kind war ich immer wieder traurig. Ich konnte mich nie so richtig freuen. Ich freute mich dann halt, weil ich meinen Eltern eine Freude machen wollte. Aber in mir ist so etwas wie eine schwere Decke. Vielleicht bin ich ja auch einfach chronisch unzufrieden, wie die Prinzessin auf der Erbse. Ich rede mir seit Jahren ein, dass ich einfach zufrieden sein muss. Ich habe sogar schon einen Meditationskurs gemacht. Seither meditiere ich regelmäßig. Aber danach fühle ich mich meist trauriger als zuvor. Und manchmal habe ich Angst, dass ich irgendwann in einer Meditation so tief abtauche, dass ich nicht mehr wiederkomme.«

Alles deutete darauf hin, dass irgendjemand Carola ins Totenreich zog. Diese Lebenshemmung, die sie beschrieb, war fast lehrbuchmäßig. Ich fragte nach verstorbenen Geschwistern. Da wusste sie nur, dass ihre Mama einen Zwillingsbruder hatte, der gestorben war. Er war bei einem Autounfall ums Leben gekommen. Ich testete kinesiologisch aus, was ich vermutete und tatsächlich erhielt ich Hinweise auf der familiendynamischen Ebene, dass Carola einen verstorbenen Zwilling hatte.

Als ich ihr das sagte, brach sie sofort in Tränen aus und sagte: »Ich wollte immer einen Zwillingsbruder. Ich habe das nie jemandem gesagt, aber ich hätte alles dafür gegeben, einen zu haben. Ich stellte mir immer wieder mal vor, was ich alles mit ihm gemacht hätte.« Sie erzählte auch, dass in den Meditationen immer wieder ein Bild auftauchte von einem Jungen, der mit Luftballons um sie herumtanzte.

Auf meine Frage: »Ja, was wäre, wenn dein verstorbener Zwilling sich immer wieder bei dir gemeldet hat, weil er wollte, dass du dich an ihn erinnerst?« begannen ihre Augen zu glänzen. »Oh, wenn das wahr ist! Das wäre so schön. Das würde mich glücklich machen.« Ich wusste, dass es viel Behutsamkeit brauchen würde bei der Wiedervereinigung. Denn es musste dabei klar sein, dass sich Carola für das Leben entscheidet und nicht länger für den Tod, um dem Zwilling nahe zu sein. Es ging auch darum, dass sie das Schicksal annehmen konnte, die Tatsache, dass ihr Zwilling verstorben war und dass sie lebte.

In unserer Aufstellungsarbeit baute ich ihr Feld auf und ermöglichte ihr eine Begegnung mit ihrem verstorbenen Zwilling. Minutenlang lagen sich die beiden in den Armen. »Ich lass dich nie wieder los«, sagte sie. Hier unterbrach ich sie behutsam und bat sie, zwei Schritte zurückzugehen, um den Zwilling mit etwas Distanz zu betrachten. Ich fragte sie, was sie fühlte. »Ich bin glücklich, ihn gefunden zu haben. Doch ich bin auch sauer auf ihn«, war ihre Antwort.

Ich ließ sie folgende Sätze sagen: »Lieber Zwilling, so war das nicht ausgemacht. Wir wollten doch gemeinsam auf diese Welt, du und ich. Und dann bist du einfach gegangen.« Das fühlte sich stimmig an für Carola. Doch dann stockte sie und bat mich, ihn zu fragen, ob sie schuld sei an seinem Tod. Ich ließ sie diese Frage direkt an ihn stellen: »Lieber Zwilling, habe ich deinen Tod verursacht?« Er verneinte vehement und sagte: »Ich wollte auch auf diese Welt mit dir, aber irgendwas hat mich rausgezogen. Ich wollte leben, doch irgendwas war stärker als ich.«

Ich stellte den verunfallten Zwillingsbruder der Mutter dazu und es wurde sofort klar, dass dessen tödlicher Unfall die Ursache für den Tod des Zwillingsbruders gewesen war. Das Schicksal des Onkels hatte ihm das Leben verunmöglicht.

Dem Onkel tat es leid. Er hatte das nicht gewollt, und auch er erzählte: »Ich wollte doch auch leben. Ich wollte Spaß haben. Ich war jung, und dann war es plötzlich vorbei. Es gab einen Knall, und ich war weg.« Ich fragte Carola, was mit dem Vater der Mutter passiert war. Sie wusste, dass der im Krieg gefallen war. Ihre Mutter und der Onkel waren da noch ganz klein gewesen. Sie waren 1936 geboren.

Da war er, der Knall. Der Krieg war die Ursache dieses ganzen Dramas. Ich holte also den im Krieg gefallenen Opa dazu. Nun wurde das Bild rund. Carola bekam Klarheit darüber, dass sie mit dem Tod ihres Zwillingsbruders nichts zu tun hatte. Keiner von ihnen war schuld. Der Krieg war es. Es gibt schließlich nichts Lebenshemmenderes als den Krieg. Alle drei, der Opa, der Onkel und der Zwillingsbruder, standen nun im Totenreich, und Carola stand zwischen Leben und Tod. Ich stellte für sie das Leben dazu, ihr Leben, und fragte sie: »Du hast eine Wahl, Carola. Du hast eine Wahl, die diese Männer nicht hatten. Du darfst leben. Willst du das?« Ihre Antwort lautete: »Ich will schon, aber ist das nicht unfair diesen dreien gegenüber?« Das ist eine typische Reaktion jener, die das Glück haben, am Leben zu sein. Sie können dieses Geschenk zunächst nicht annehmen, weil es ihnen unfair erscheint. Ich ließ sie deshalb zum Opa sagen: »Lieber Opa, ich sehe und achte dein Schicksal. Es ist deines. Schade, dass du die Mama nicht hast aufwachsen sehen. Das war auch schwer für sie. Du hast allen gefehlt. Bitte segne mich, damit mir das Leben gelingt und damit der Krieg nicht länger mich und mein Leben im Griff hat.« Der Opa war sichtlich berührt: »Meine kleine Carola, mach etwas Großartiges aus deinem Leben, mir zu Ehren. Und immer, wenn du glücklich bist, freue ich mich. Es erfüllt mich mit Freude und Frieden, dass mein Tod nicht umsonst war. Das Leben ist durch deine Mama weitergetragen worden. Das Leben war stärker als der Krieg. Das erfüllt mich mit Frieden. Jetzt kann ich ruhen.«

Auch der Onkel von Carola segnete sie, und zuletzt waren da noch die Worte des verstorbenen Zwillings: »Liebe Carola, zeig mir deine Welt. Zeig mir dein Leben. Lass mich teilhaben an Glück und Freude. Es war lange schwer genug. Du musst nichts für mich tun. Lebe einfach und folge deiner Freude, und das Glück wird sich verdoppeln. Gerne räume ich dir Steine aus dem Weg. Ich bin gerne dein Zwillingsbruder und will dich nicht länger belasten.« Carola richtete sich an ihn mit den Worten: »Du bekommst einen Ehrenplatz in meinem Herzen und ich wähle das Leben. Ich wähle die Leichtigkeit und die Freude – euch dreien zu Ehren.« Carola war so beseelt.

Ein paar Wochen später berichtete sie mir, dass ihre Verspannungen weg seien und dass sie schon viel besser schlafen könne. Außerdem hatte sie sich entschieden, einen Tanzkurs zu besuchen, zusammen mit ihrem Mann. Dadurch ist auch die Leidenschaft zurückgekehrt. Die Lebenshemmung ist der Lebensfreude gewichen. Welch ein Segen!

Reflexionsfragen

- Bei welcher dieser Dynamiken bist du innerlich mitgegangen?

* An welche Personen aus dem System deiner Herkunftsfamilie musstest du immer wieder denken beim Lesen der Familiendynamik?
* Hast du das Gefühl, dass du frei oder eher unfrei bis, was deine Familie angeht?
* Hast du das Gefühl, dass du deinen rechtmäßigen Platz in der Familie eingenommen hast?

4. Die partnerschaftssystemische Ebene Alles ist Beziehung

Jeder von uns ist zwar ein Individuum, aber keine Insel. Wir stehen mit allem in Verbindung, nichts geschieht ohne Auswirkungen auf andere.

Zwischenmenschliche Beziehung erfolgreich leben

Alles ist Beziehung, nichts geschieht allein aus sich selbst heraus. Alles, was wir tun, steht in dynamischer Beziehung zum Umfeld, kommt aus etwas heraus und bewegt sich zu etwas hin oder von etwas weg. Liebevolle Beziehungen zu führen, zu erleben und sich voll und ganz darauf einzulassen, war für mich lange Zeit wirklich ein großer Stolperstein. Ich hatte einfach keine Vorbilder, die mir gezeigt hätten, wie man zum Beispiel in Konfliktsituationen gut kommuniziert, wie man aufeinander zugeht oder sich trennt.

Ich bin in einem Feld aufgewachsen, das sich wie ein Kriegsschauplatz anfühlte. Es gab oft Streit unter den Familien meiner Eltern, es gab Streit unter den Geschwistern, mit den Nachbarn und zwischen meinen Eltern. Und so war auch ich gefühlt andauernd im Streit. Ich kann mich nicht erinnern, nur ein einziges Mal erlebt zu haben, wie es ist, wenn man sich in einer liebevoll zugewandten Art wieder verträgt. Was ich außer dem Streiten erlebt habe, war, gar nichts zu sagen, die Sache einfach unter den Teppich zu kehren und zu hoffen, dass sie bald vergessen wird. Man hat so getan, als ob nichts gewesen sei. Ich hatte dadurch überhaupt keine Leitplanken und konnte kein gesundes Gefühl dafür entwickeln, wie eine gute Beziehung überhaupt gelingen kann.

Das zeigt sich auch in meiner Biografie: Ich bin das dritte Mal verheiratet.

Meine ersten beiden Ehen sind gescheitert. Es war mir nicht möglich, mit meinem Partner echt und authentisch zu kommunizieren. Es war eher ein Hoffen darauf, dass es gut wird. Es war ein Aushalten und so tun, als ob alles okay sei. Die Beziehungen fielen auseinander. Ähnlich ging es mir mit Freundschaften und Kooperationen. Letztendlich war es immer dasselbe: Die Beziehungen scheiterten. Irgendwann war mir klar, dass ich mir Hilfe und Unterstützung suchen musste. Es war ein regelrechtes Mich-Durchwühlen, ein Mich-Zurechtfinden, ein Neu-Sortieren und ein komplettes Neu-Lernen von Beziehungs-Skills.

Ein offenes Herz zu haben und es offen zu lassen, egal auf welche Weise ich in Beziehungen herausgefordert werde, stellte sich als die schwierigste Aufgabe heraus. Denn ich musste es nicht nur für mich selbst neu lernen und neu kreieren, sondern ich musste auch mein ganzes Beziehungsfeld dafür neu sortieren.

Es war viel Klärung und Heilung meines Ahnenfeldes nötig – und die Anbindung an das göttliche Universum. Ich brauchte viele Anläufe. Vieles musste ich erst verlernen und für mich neu verstehen, bis ich an diesem inneren Platz ankommen durfte, wo ich jetzt bin. Es ist für mich ein Wunder, dass ich in jedem Bereich meines Lebens schöne, wertvolle Beziehungen habe. Ich kann mich darauf verlassen, dass die Menschen mit mir ehrlich sind.

Ich bin jederzeit ehrlich und authentisch in der Kommunikation und korrigiere mich selbst und auch Mitmenschen, die vielleicht gerade nicht liebevoll und wertschätzend sein können.

Und hier, liebe Leserin, lieber Leser, kommen wir zu einem Kernstück dieses Buches:

Ohne Herz und Liebe ist es nicht möglich, schöne Beziehungen zu haben. Wenn du aus deiner Prägung heraus davon ausgehst, dass man dir etwas wegnehmen will, oder du befürchtest, dich in Beziehungen schützen zu müssen, wird es nicht funktionieren. Gleiches gilt, wenn du nicht fähig bist, in Konflikten ruhig und gelassen deiner Wahrheit eine Stimme zu geben, oder du dich innerlich immer wieder von Beziehungen abtrennst.

Vielleicht erlebst du es aber auch so, dass du gar nicht weißt, wie dir geschieht, weil von außen immer wieder Angriffe kommen und dich verunsichern. Oder man spricht einfach nicht mehr mit dir, lässt dich im Unklaren und du bekommst keine Antworten auf deine Fragen. Das sind alles Anzeichen dafür, dass die Beziehungsqualität, die du mit dir und anderen Menschen lebst, Luft nach oben hat. Dein Herz braucht wahrscheinlich Heilung. Hol dein Herz zurück und lebe! Hol dein Herz zurück und erlebe lebendige Beziehungen!

Warum machen so viele Menschen ihr Herz zu, obwohl sich doch scheinbar alle nach Liebe sehnen? Oft ist ein Grund dafür, dass ganz viel verlorene Herzenergie in traumatischen Erfahrungen feststeckt. Es sind Erfahrungen mit Ereignissen, durch die ihnen nichts anderes übrigblieb, als zuzumachen.

Wir machen zu, weil es so wehtut und wir diesen Schmerz nicht spüren wollen. Das ist eine ganz natürliche Reaktion und ist im Moment der Verletzung auch völlig nachvollziehbar. Doch mit verschlossenem Herzen können wir keine erfüllenden Beziehungen leben. Wir laufen dann sogar Gefahr, mit Menschen zusammenzukommen, deren Herz ebenfalls nicht offen ist. Dann fühlt sich die Beziehung vielleicht sicher an, doch hat sie keine Chance, lebendig und lustvoll zu sein. Sich wirklich einlassen auf jemanden kann man nur mit offenem Herzen und nur, wenn man Liebe geben kann.

Herztipp

Du kannst hier und jetzt sofort in die Liebe kommen, indem du jemandem Liebe gibst. Bevor du also Liebe wünscht und herbeisehnst, kannst du hier und jetzt dieser Mensch sein, der Liebe gibt. Wem könntest du hier und jetzt eine liebevolle Botschaft senden? Wem könntest du voller Liebe Danke sagen, ohne etwas als Gegenleistung zu erwarten?

Ein wundervolles Herzensprojekt für dich kann sein, dass du dein Umfeld mit Liebe versorgst. Damit öffnest du dich und kannst selbst die Liebe sein, die du dir wünschst. Dein Herz sehnt sich nach dieser Frequenz. Es sehnt sich nach Liebe.

Manchmal kommen Klienten und Klientinnen zu mir, die Probleme haben, sich liebevoll abzugrenzen. »Wie kann ich denn Stopp sagen, ohne den anderen gleich zu vergraulen? Und wie grenze ich mich gut ab, wenn es der andere gar nicht hört?«, fragen sie mich. Oder sie machen die Erfahrung, dass das, was sie sagen wollen, nur ankommt, wenn sie schreien.

Wenn dir das auch so geht, sind das Zeichen dafür, dass Beziehungsmuster ablaufen, die du vielleicht von deinen Eltern übernommen hast. Sie zu verändern, ist ein Geschenk an dich selbst. Es handelt sich um die gleichen Dynamiken, die ich dir im vorigen Kapitel erklärt und an Fallbeispielen veranschaulicht habe. Wenn diese Dynamiken gelöst und geheilt sind, geschehen Wunder. Du wirst dich mit neuen Menschen zusammenfinden und du wirst gehört und gesehen werden.

Die Heilung dieser Dynamiken macht dein Herz frei. Du eroberst es zurück, machst es wieder fühlbar und es schlägt wieder ganz für dich und dein Leben. Aus dem

Herzen heraus agierst du spürbar anders und bekommst dadurch ganz andere Reaktionen aus deinem Umfeld.

Reflexionsfragen

* Welche Beziehung im Außen möchtest du heilen?
* Was fällt dir selbst am schwersten, wenn es um Beziehungen geht?
* Gab es schon mal Situationen, in denen du klar gespürt hast, dass dein Herz ganz offen ist?
* Und gab es schon mal Situationen, in denen du spüren konntest, dass dein Herz gerade zu ist?

Liebe heilt. Sie heilt, was dich in Beziehungen belastet. Wenn du Zweifel und Schmerzen hast, die dich innerlich von deinem Partner trennen, dann kann Liebe die Brücke sein, um dich auf eine andere Art und Weise auf deinen Partner zuzubewegen. Diese Liebe, von der ich spreche, will nicht, dass du dich selbst verlierst oder deinen inneren Wert aus den Augen verlierst, um dich mit deinem Partner zu verbinden. Im Gegenteil. Du darfst gut verbunden mit dir selbst sein, während du dein Herz aufmachst und dich zu ihm hinbewegst.

Wenn du dir Liebe wünscht, dann öffne dein Herz für die Liebe und gib Liebe. Wenn dein Partner ebenfalls bereit ist, zu lieben und Liebe zu geben, dann ist hier eine ganz neue Art der Verbindung möglich. Dich erwartungsfrei hinzugeben und freiwillig dein Herz zu öffnen, ist so kraftvoll, dass es tiefgreifend bewegen kann. Die Hinbewegung, die von dir ausgeht, kann eine Hinbewegung zu dir ermöglichen. Dann entsteht ein Raum der Zusammengehörigkeit, der auf Liebe basiert und der jenseits von Müssen und Wollen ein Erleben ermöglicht, das dein Herz ganz weit macht.

Übung

Übung der Hinbewegung in Liebe

(Zu dieser Übung findest du im Downloadbereich auch den Link zur Audiodatei.)

Ich lade dich ein, diese Übung in einer Haltung der Absichtslosigkeit zu machen. Verfolge keine Absicht in Bezug darauf, was geschehen muss oder soll, sondern erlaube dir, mit einer Art kindlichen Neugier diese Übung zu erleben.

Stell dir also das Problem zwischen dir und deinem Partner vor. Bevor du nun auf ihn zugehst, tauche dieses Problem zunächst in weiß-goldenes Licht ein. Dieses weiß-goldene Licht kommt direkt aus deinem Herzen. Es ist deine Liebeskraft. Die Liebeskraft, die alles zu heilen vermag.

Das weiß-goldene Licht durchdringt nun das Problem, das zwischen dir und deinem Partner steht. Du siehst, wie dieses Problem sich zu einer Kugel formt. Du nimmst diese Kugel in deine Hände und über deine Hände fließt ganz viel Liebeskraft herein.

Du darfst diese Kugel nun abgeben. Du legst sie auf die Erde, wo sie einfach ruhen kann.

Der Raum zwischen dir und deinem Partner ist nun frei. Du nimmst wieder dieses weiß-goldene Licht deines Herzens und verbindest dich damit mit dem Herzen deines Partners. Du gibst Liebe zu ihm hin. Ganz sanft und liebevoll bahnt sich das weiß-goldene Licht den Weg zum Herzen deines Partners. Du musst damit nichts erreichen. Du lässt einfach zu, was freiwillig und ohne Absicht geschehen mag.

Du fühlst, dass diese Liebeskraft das Herz deines Partners etwas öffnet. Und mit einem kleinen Schritt darfst du dich ihm nun etwas nähern. So wie du das machst, ist es perfekt. Und so wie dein Partner reagiert, ist es auch perfekt. Beide machen es genau richtig.

Vielleicht ist es dir möglich, in deinem Herzen Freude darüber zu fühlen, dass es deinen Partner gibt. Diese Freude hat nochmals ganz viel Liebeskraft in sich, und ein weiterer kraftvoller Strahl von weiß-goldenem Licht macht sich auf den Weg zum Herzen deines Partners.

Vielleicht ist es deinem Partner möglich, das Herz mithilfe deiner Freude noch etwas mehr zu öffnen. Wenn dem so ist, dann mach einen weiteren Schritt auf ihn zu. Und freue dich, dass es gelingt.

Vielleicht ist es dir nun möglich, große Dankbarkeit zu fühlen dafür, dass du so liebevoll und großartig bist. Dankbarkeit dafür, dass du gerade so eine schöne Übung machst. Dankbarkeit dafür, dass du dich einlassen kannst auf tiefe Liebe, Freude und Dankbarkeit.

Diese Dankbarkeit hat nochmals ganz viel Liebeskraft in sich und vermag den weiß-goldenen Strahl, der aus deinem Herzen strömt, nochmals zu verstärken. Fühle, wie großartig und schön dein Herz ist. Und fühle, wie erhellend das für deinen Partner ist.

Vielleicht ist es ihm möglich, einen Schritt auf dich zuzugehen. Vielleicht ist es sogar dir nochmals möglich, einen Schritt auf ihn zuzugehen.

Und wenn du eine für dich angenehme Position erreicht hast, dann finde Worte für ihn und Worte für dich. Umhülle die Worte mit Liebe. Lass sie durch dein Herz fließen, bevor du sie aussprichst.

Sag ihm, was du sagen möchtest. Teile ihm deine Herzenswahrheit mit. Erlaube dir, ganz ehrlich zu sein, nichts zu beschönigen, aber auch nichts zu verschlimmern.

Erlaube dir, ihm zu sagen: »Ich reiche dir die Hand und ich bin bereit, den weiteren Weg mit viel Liebe, Freude und Dankbarkeit zu gehen. Und ich erlaube mir, ganz ehrlich zu mir und zu dir zu sein. Dies tue ich voller Liebe zu mir und zu dir. Ich möchte, dass du mich so siehst, wie ich wirklich bin. Und ich möchte dich so sehen, wie du wirklich bist. Ich lasse mich überraschen, was uns beiden dann möglich ist, und ich freue mich, dass es uns gelingt, einander näherzukommen.«

Mach diese Übung immer wieder für dich. Sie öffnet dein Herz mehr und mehr. Beobachte, was sie in deiner Partnerschaft zu verändern vermag.

Es folgt als weitere Übung eine Situationsanalyse rund um dein Beziehungserleben.

Wo stehe ich gerade?
Lies dir die folgenden Sätze aufmerksam durch und schreibe jeweils daneben, wie sehr diese Aussage für dich gerade zutrifft. Nutze dafür eine Skala von 1 bis 10, wobei die 1 bedeutet, dass die Aussage gar nicht zutrifft, und die 10, dass sie für dich gerade absolut stimmt.

- Ich verbinde mich immer wieder mit mir selbst und erforsche meine eigenen Bedürfnisse.
- Ich bleibe bei mir und übernehme Verantwortung für meine Bedürfnisse.
- Ich tummle mich nicht auf fremden »Baustellen«, also in den Problemfeldern anderer.
- Ich mache meinen Partner, meine Freunde und meine Familie nicht für mein Glück verantwortlich und bin selbst Schöpfer meiner Lebensfreude.
- Ich erkenne, was ich brauche, um glücklich zu sein – unabhängig von meiner Partnerschaft.
- Ich gehe klar und direkt auf Menschen zu, mit denen ich mich verbinden möchte.
- Ich setze mich in meinen Beziehungen aktiv und erfolgreich für die Erfüllung meiner Bedürfnisse ein.
- Ich erkenne meine Bedürfnisse nach Balance, Stimulanz und Dominanz und gestalte mein Leben danach.
- Ich habe das Gefühl, dass meine Mitmenschen privat und beruflich gern mit mir zusammen sind.
- Meine Liebesbeziehung(en) erlebe ich als erfüllt, tief und lebendig.
- Meine Arbeitsbeziehungen erlebe ich als erfolgreich, freudvoll und integer.
- Meine Freundschaften erlebe ich als ehrlich, zuverlässig und unterstützend.
- Die Beziehung zu mir erlebe ich als innig und liebevoll.

- Ich bin ehrlich zu meinen Mitmenschen.
- Ich kann mich mit dem, was mir wichtig ist, gut durchsetzen.
- Ich kann die emotionale Nähe anderer Menschen gut aushalten und sie auch genießen.
- Ich habe einen klaren und entspannten Umgang mit meinen Emotionen.

Eine gelungene Beziehung ist kein Zufall

Eine gelungene Beziehung ist kein Zufall. Im Gegenteil! Eine gelungene Beziehung ist das Geschenk, wenn man liebevoll und respektvoll den Beziehungsraum gestaltet.

Wir dürfen lernen, aktiv und mit offenem Herzen zu kommunizieren. Beziehungen ermöglichen uns, zu lernen und zu erfahren, wie Liebe gelingen kann, und was wir selbst tun können, um Liebe zu geben und Liebe zu empfangen.

Wir dürfen mit uns selbst so sehr in Kontakt sein, dass wir uns ganz klar sind darüber, was wir brauchen, um glücklich zu sein und Liebe empfangen zu können.

Wir dürfen uns erlauben, auszusprechen, was wir brauchen. Es ist essenziell zu wissen, dass jede Beziehung ein Raum ist, in dem auch unsere alten Wunden zum Vorschein kommen. Wenn der Beziehungsraum erfüllt ist von Liebe, gegenseitigem Respekt und der Achtung vor dem Schicksal des anderen, dann müssen wir nicht alles persönlich nehmen.

Wir lernen zu unterscheiden, ob es um uns selbst geht oder um etwas Altes, was Heilung braucht.

Du darfst heil werden in Beziehungen. Du darfst dir erlauben, dich verletzlich zu zeigen. Du darfst dich zumuten und dich liebevoll an deinen Partner wenden.

Wenn dies eure Art und Weise der Begegnung ist, kann Leichtigkeit einkehren und bleiben.

Es dürfen Humor und Lebensfreude Einzug halten. Kleinkram tritt zur Seite und macht etwas Größerem Platz. Und das gibt euch beiden die Chance, das Geschenk tiefer Liebe zu erfahren.

Der Wert einer Beziehung misst sich nicht an ihrer Dauer, sondern an ihrer Lebendigkeit. Lebendige Beziehungen sind Felder, die allen Beteiligten erlauben, zu erblühen. Sie vermitteln Geborgenheit und lösen Stress auf. Sie aktivieren dein Potenzial und stärken dein Immunsystem. Sie fördern deinen Erfolg. Du hast das Recht auf erfüllte Beziehungen. Nimm es an! Und beachte dabei: Dein Partner ist nicht für dein Glück verantwortlich.

Oft haben wir ein sehr starres Bild einer Partnerschaft, ein bestimmtes Konstrukt, wie eine Partnerschaft auszusehen hat und welche Rolle man selbst darin spielt. Unbewusst ist diese Vorstellung stark geprägt von der Beziehung unserer Eltern. Doch ist niemand für deine Bedürfnisse verantwortlich, außer dir selbst.

Hast du dich selbst schon einmal dabei erwischt, dass du mies gelaunt warst, weil dein Partner keine Zeit für dich hatte? Oder, dass du sauer warst, weil er nicht so viel Zeit für dich hatte, wie du erwartet hast? Aber dein Partner ist nicht dafür verantwortlich, deine Bedürfnisse zu erfüllen, das ist deine Aufgabe. Du bist selbst verantwortlich für dein Glück. Hör auf, dein Glück an Erwartungen zu knüpfen. Gestehe dir ein, dass dein Partner nicht dafür zuständig ist und dass du allein dafür sorgen kannst, der Frustration ein Ende zu setzen. Beginne damit, dir selbst genug zu sein und finde deinen eigenen Weg des Glücks. Menschen sind in Verbindung mit der sie umgebenden Energie, sie gehen in Resonanz damit. Der amerikanische Motivationstrainer Jim Rohn hat in diesem Zusammenhang gesagt: »Du bist der Durchschnitt der 5 Menschen, mit denen du die meiste Zeit verbringst.« Deine Beziehungen im Außen spiegeln deine Beziehungen in deinem Inneren wider. So wie du mit anderen umgehst, dich zeigst, zuhörst und verbunden bist, so gehen vermutlich auch deine inneren Anteile mit dir um bzw. du mit ihnen. Auch die Wirkungen der Beziehungen aus deiner

Prägungszeit (im Alter von 0 bis 6 Jahren) findest du als Spiegel in dir.

Reflexionsfragen

- Wie hast du die Beziehungen deiner wichtigsten Bindungs- und Bezugspersonen im Kindheitsalter erlebt? Welche Rolle hattest du in diesen Beziehungen?
- Welche Qualitäten und Merkmale hatten deine Beziehungen im Jugendalter?
- Wer sind die 5 Menschen, mit denen du die meiste Lebenszeit verbringst? Welche Qualitäten erlebst du in diesen Beziehungen? Sind sie beispielsweise ehrlich, unterstützend, zuverlässig, abwechslungsreich, heilsam, humorvoll, verlogen, langweilig, unachtsam, herausfordernd, stressig, unsicher, ernst, verletzend?

Charta deiner Rechte in Beziehungen

Vor vielen Jahren ist mir diese Charta in die Hände gefallen und sie hat mir so gut gefallen, dass sie mich seit Jahren begleitet. Obwohl ich nicht weiß, von wem sie ursprünglich stammt, teile ich sie hier gerne mit dir.

1. Ich habe das Recht, um das zu bitten, was ich möchte.
2. Ich habe das Recht, Nein zu sagen, zu bitten oder Forderungen zu haben, die ich nicht erfüllen kann.
3. Ich habe das Recht, alle meine Gefühle auszudrücken, ob positiv oder negativ.
4. Ich habe das Recht, meine Meinung zu ändern.
5. Ich habe das Recht, Fehler zu machen, und ich muss nicht perfekt sein.
6. Ich habe das Recht, meinen eigenen Werten und Normen zu folgen.
7. Ich habe das Recht, Nein zu sagen, wenn ich nicht bereit bin, es unsicher ist oder gegen meine Werte verstößt.
8. Ich habe das Recht, meine eigenen Prioritäten zu setzen.
9. Ich habe das Recht, nicht für das Verhalten, die

Handlungen, Gefühle oder Probleme anderer verantwortlich gemacht zu werden.

10. Ich habe das Recht, auf jemanden wütend zu sein, den ich liebe.
11. Ich habe das Recht, ganz ich selbst zu sein.
12. Ich habe das Recht, Angst zu haben und das auch zu sagen.
13. Ich habe das Recht, zu sagen: »Ich weiß es nicht.«
14. Ich habe das Recht, keine Gründe (oder Ausreden) für mein Verhalten zu nennen.
15. Ich habe das Recht, Entscheidungen auf der Grundlage meiner Gefühle zu treffen.
16. Ich habe das Recht auf meine eigenen Bedürfnisse nach persönlichem Raum und Zeit.
17. Ich habe das Recht, spielerisch und leichtsinnig zu sein.
18. Ich habe das Recht, gesünder, glücklicher und erfolgreicher zu sein als meine Mitmenschen.
19. Ich habe das Recht, in einer Umgebung zu sein, in der ich nicht missbraucht werde.
20. Ich habe das Recht, Freunde zu finden und mich unter Menschen wohlzufühlen.
21. Ich habe das Recht, mich zu verändern und zu wachsen.
22. Ich habe das Recht, dass meine Bedürfnisse und Wünsche von anderen respektiert werden.
23. Ich habe das Recht, mit Würde und Respekt behandelt zu werden.
24. Ich habe das Recht, glücklich zu sein.

Bitte beachte: Nicht nur du hast diese Rechte, sondern für alle anderen gelten sie auch.

Das Gefühl, dass etwas fehlt

Viele Menschen, die auf Partnersuche sind, merken nicht, dass im Hintergrund die Hoffnung mitschwingt, vom Partner etwas zu bekommen, was einem selbst fehlt. Meist geht es dabei um mangelnden Selbstwert. Das ist der Grund, dass häufig charakterlich vollkommen verschiedene Menschen zueinanderfinden. Wenn das Umfeld auch oft irritiert reagiert, haben beide trotzdem das angenehme Gefühl von vollkommener Harmonie und Einheit.

Erst nach Jahren kommt in der Regel – meist erst nur bei einem von beiden – das unbewusste Gefühl auf, dass irgendetwas fehlt, oder eine unbestimmte Unzufriedenheit macht sich breit. Man versucht dann, den Partner dafür verantwortlich zu machen und fühlt sich unverstanden und abgewertet. Man schiebt ihm die Schuld zu, dass es einem nicht mehr so gut geht. Häufig ist das auch die Zeit, in der man versucht, den anderen zu verändern und alle Fehler nur bei ihm sieht. Ratschläge wie: »Ich würde mal zu einem Therapeuten gehen, so wie du dich aufführst« oder »Wenn du dich nicht veränderst, dann werde ich dich verlassen« sind oft an der Tagesordnung.

Das ist die Zeit, in der die beiden (noch) nicht gelernt haben, sich selbst im Spiegel zu sehen und zu erkennen, dass die beim Partner gefundenen Fehler eigentlich Mängel sind, auf die man bei sich selbst nicht schauen will. Das Ergebnis ist in vielen Fällen die Trennung. Das nutzen einige dafür, sich mit den eigenen Themen auseinanderzusetzen, um künftig gestärkt und mit neuem Selbstwert frei und ungebunden einen »neuen Vertrag« mit dem alten Partner zu vereinbaren.

Leider gibt es aber auch viele, die nichts daraus lernen und sich wieder einen Partner suchen, der für eine gewisse Zeit den eigenen Mangel kompensiert, um zeitversetzt wieder das gleiche Dilemma zu erleben. Man merkt das bei Menschen, die scheinbar nicht beziehungsfähig sind, erkennt aber nicht den Mangel, der dahintersteht. Erst wenn beide es schaffen, Wege zum eigenen Selbstwert zu finden und die Liebe zu sich selbst zu stärken, kann der Weg zu einem neuen Miteinander geebnet werden. Allerdings braucht es dazu oft professionelle Hilfe.

Um Liebesbeziehungen zu verstehen, müssen wir das weibliche und männliche Urprinzip verstehen. Hier kommt wieder das Prinzip von Yin und Yang ins Spiel, das ich schon im Zusammenhang mit dem Gesetz der Polarität erläutert habe (siehe S. 106).

Wie die Lebensberaterin Ute Strohbusch schreibt, leben wir in einer Zeit großer Bewusstseinsveränderungen, in einer Zeit des spirituellen Wachstums und des Erwachens, was uns eine völlig neue Art zu lieben schenkt, und damit auch eine Transformation der Sexualität und die Heilung all unserer Beziehungen, nicht nur zu unserem Partner. Immer mehr verstehen und erkennen wir uns selbst und mit diesem Verstehen lassen wir vieles fallen, was wir zu wissen glaubten, unser Ego, unsere Identitäten und Rollen, und wir beginnen, unser Menschsein tief aus unserer Quelle heraus und mitten aus dem Herzen zu leben.

Wenn wir die Qualitäten des weiblichen und des männlichen Prinzips verinnerlicht haben, verstehen wir auch unsere menschlichen Beziehungen und die der Sexualität besser. »Jeder Mensch besteht nicht nur aus einer der beiden Seiten, sondern hat immer beide Anteile in sich, Animus und Anima genannt. Sonst könnte er allein gar nicht überleben. Wir brauchen einander nicht zwingend, um ganz zu sein. Aber wir brauchen uns, um uns zu erkennen, solange wir noch in unseren alten Ich-Strukturen leben, denn dann spiegelt uns der Partner nicht nur das Helle und Schöne, sondern auch unsere unerlösten Schatten. Um sich als Mann ganz erkennen zu können, braucht er die Frau als Spiegel. Um sich als Frau ganz erkennen zu können, braucht sie den Mann als Spiegel.

Zwei Menschen, die ihre verletzten Anteile geheilt haben, die in sich ganz geworden sind, können oder wollen sich auch zusammentun, ›brauchen‹ sich aber nicht mehr. Da wir auf diesem Heilungs- und Ganzwerdungsweg sind, wird es in absehbarer Zeit ganz neue Formen von

Zusammenleben geben, die keine äußere Struktur mehr brauchen, schon gar keine vorgegebenen gesellschaftlichen oder moralischen Zwänge. Denn diese Art des Sich-aufeinander-Beziehens wird von bedingungsloser Liebe und Freiwilligkeit getragen, nicht mehr von gegenseitiger Bedürftigkeit, Erwartungen, Angst und Mangel geprägt. Eine Liebe, die nicht fordert und besitzen möchte, sondern sich aus dem eigenen vollständigen Haben an den anderen verschenkt.« (Siehe Literatur- und Quellenverzeichnis.)

Die systemische Sicht auf Paarbeziehungen

Die Paarbeziehung ist, anders als eine Freundschaft, eine systemische Verbindung. In dem Moment, wenn zwei Menschen auch eine erotische Beziehung miteinander eingehen, verbinden sie sich stärker als auf einer freundschaftlichen Ebene. Viele Paare finden zusammen, weil sie in einer gewissen Weise seelenverwandt sind. Wenn man genauer hinsieht, ist es oft verblüffend, wie ähnlich ihre Schicksale sind.

Wenn sich ein Paar in Liebe und Sexualität verbindet, verbinden sich auch zwei Familiensysteme. Daraus wird klar, dass Paare oft mit Themen konfrontiert sind, die weit über ihre eigenen persönlichen Themen hinausgehen. Es ist fast so, als ob durch den Partner auch sein System spricht oder eben wirkt.

Wenn nun einer der beiden nicht losgelöst und frei ist als erwachsener Mensch, kann die Beziehung scheitern. Denn systemisch gesehen gelingt sie erst dann, wenn beide Partner erwachsen sind.

Außerdem ist es notwendig, anzuerkennen, dass der Mann nie das sein kann, was die Frau sein kann. Er muss also die Andersartigkeit der Frau anerkennen und umgekehrt genauso. Beide gestehen sich ein, dass sie zum Ganzsein auch den Gegenpart brauchen. Das Weibliche braucht das Männliche und umgekehrt.

Dieses Prinzip gilt auch für gleichgeschlechtliche Liebe. Es treffen sich die Gegenpole und im besten Fall befruchten und bereichern sie sich gegenseitig. Sie machen einander vollkommen und ganz.

Das Weibliche bekommt das Männliche geschenkt und das Männliche bekommt das Weibliche. Dies gelingt nur, wenn beide sich eingestehen, dass ihnen jeweils etwas fehlt und sie allein nicht vollkommen sind. Aus dieser Bedürftigkeit heraus können sie dankbar nehmen, was der andere ihnen geben kann. Es macht demütig, weil man es allein so nicht könnte.

Wenn jedoch ein Mann an seiner Männlichkeit zweifelt und sie infrage stellt, kann er der Frau nicht in vollem Maß als Mann zur Verfügung stehen. Die Frau bekommt nicht das, was sie als Frau so dringend braucht. Und das gilt umgekehrt genauso.

Die männliche Kraft des Mannes kommt ursprünglich aus der Vaterlinie. Fließt diese Kraft, kann der Mann sie der Frau weitergeben. Die Frau fühlt sich dadurch beschützt und kann sich hingeben.

Ist jedoch das Verhältnis des Mannes zum Vater gestört, ist er darin gehemmt, ganz und gar Mann zu sein. Das bringt Beziehungsprobleme mit sich.

Genauso ist es bei der Frau. Kann sie die Kraft der Frau in ihrem System annehmen und erlebt sie sich selbst als befreite Frau, fließt diese weibliche Kraft zum Mann, der sie braucht, um sich ebenfalls ganz und gar öffnen zu können. Es ist bei beiden ein Geben und bei beiden ein Nehmen.

Wenn die Frau ihre Mutter ganz in ihr Herz genommen hat und liebevoll mit der Frauenlinie verbunden ist, dann kann sie sehr leicht das Weibliche geben. Ist sie jedoch im Bannkreis des Vaters gefangen, hat sie es schwer, als Frau auf einen Mann zuzugehen. Sie kann es dann eher als Mädchen, weil sie eben nach wie vor systemisch als Mädchen beim Vater ist.

Wenn ein Mann seinen Vater ganz und gar als männliche Kraft in sich aufgenommen hat, kann er sehr leicht Mann sein für die Frau. Wenn er aber im Bannkreis der Mutter gefangen ist, bleibt er eher ein Junge, der, gebunden an die Mutter, nicht der Mann für seine Frau sein kann.

Es ist also essenziell, dass man vom gleichgeschlechtlichen Elternteil nehmen kann. Gelingt dies, können Kraft und Liebe zum jeweils anderen Geschlecht fließen. Damit gelingen Beziehungen.

Können wir vom gleichgeschlechtlichen Elternteil nicht nehmen, weil wir vielleicht enttäuscht und verletzt wurden, findet in uns eher eine Ablehnung statt. Diese Ablehnung bringt sehr viel Widerstand mit sich und diese Widerstände sind Brutstätten für viele Konflikte bei Paaren.

Daraus können wir erahnen, wie wichtig die systemische Klärung ist. Und es macht auch deutlich, warum so oft über Generationen hinweg die Kraft der Ahnen nicht fließt.

Der Fluss der Kraft ist unterbrochen und so werden oftmals Beziehungen zu Kampforten anstatt zu Räumen, in den man gedeihen und genießen kann.

Auf Augenhöhe: Ebenbürtigkeit der Partner

Die Paarbeziehung von Mann und Frau ist eine Beziehung von gleich zu gleich. Deshalb ist der geglückte Ausgleich von Geben und Nehmen auf der Paarebene besonders wichtig, denn er garantiert die Ebenbürtigkeit der Partner. Wenn der eine immer nur gibt und der andere immer nur nimmt, entspricht das eher einer Eltern-Kind-Beziehung und nicht einer ebenbürtigen Partnerschaft. Der Austausch von Geben und Nehmen bindet, wenn ein annäherndes Gleichgewicht zwischen den Beteiligten besteht. Und nur wenn der Ausgleich stimmt, kann die Partnerschaft wachsen. Im »Minus-Bereich«, wenn man also nicht so viel zu geben hat wie der andere, fühlt man sich nicht ebenbürtig, sondern abhängig, und im »Plus-Bereich« fühlt man sich überlegen. Diese

Diskrepanz macht eine Begegnung auf Augenhöhe unmöglich. Wenn das Ungleichgewicht zu groß wird und ein Partner nicht mehr in den ausgleichenden Bereich kommen kann, bleibt oft nur eine Lösung: Er muss gehen. Deshalb müssen wir darauf achten, dass bei allem Verliebtsein und Geben-Wollen die Ausgleichsmöglichkeit vorhanden ist. Zu einer gelungenen Partnerschaft gehört es, dass man nur so viel gibt, wie der andere nehmen kann, und nur so viel nimmt oder will, wie der andere geben kann.

Laut systemischer Ordnung ist es auch wichtig, dass die Paarbeziehung Vorrang vor der Beziehung zu den Kindern hat, weil die Paarbeziehung zeitlich vor den Kindern existierte. Die Liebe der Eltern zueinander ist der gemeinsame Nährboden für die Liebe zu ihren Kindern. Geht die Liebe zu den Kindern den Weg über den Partner, ist die Familie intakt und die Ordnung stimmt. Wenn das Kind aber an die erste Stelle und vor den Partner gesetzt wird, schadet das sowohl dem Partner als auch dem Kind.

Dynamiken in Paarbeziehungen – was steckt dahinter?

Beziehungsprobleme weisen meistens auf ungelöste Themen im eigenen System hin. Das sind entweder Themen, die einen Partner mit der eigenen Familie verbinden, oder ungelöste Kindheitserfahrungen. Die verschiedenen systemischen Verstrickungen können sich auf die Qualität einer Paarbeziehung auswirken:

Fehlende Liebe

Zur Bindung in der Paarbeziehung gehört Liebe und zur Liebe gehört, dass sich beide Partner als Mann und Frau wollen. Entscheiden sie sich aus anderen Gründen füreinander, zum Beispiel, um dem anderen zu helfen, um finanziell versorgt zu sein, aus Mitleid oder Bequemlichkeit oder weil man ihn oder sie als zukünftigen Vater oder Mutter seiner

Kinder haben möchte, scheitert die Paarbeziehung oft an der fehlenden Liebe.

Doppelte Verschiebung
Die Übernahme der Gefühle eines anderen Familienmitglieds oder die Identifizierung mit einem wichtigen früheren Partner eines Elternteils kann das Beziehungsverhalten stark beeinflussen. Eine Enkelin kann zum Beispiel unbewusst die Wut einer Großmutter auf Männer übernehmen und deswegen ständig wütend auf ihren eigenen Mann sein, der an dem wutauslösenden Ereignis aber völlig unschuldig ist. Wer die Gefühle eines anderen auf diese Weise nachahmt, ist als Beziehungspartner schwierig.

Projektion
Der Partner wird unbewusst mit einer (meist gleichgeschlechtlichen) Person, zum Beispiel einem Onkel, aus der eigenen Herkunftsfamilie verwechselt. Diese beiden Menschen werden nicht als eigenständige, völlig verschiedene Wesen wahrgenommen. Diese Dynamik ist vergleichbar mit einem doppelt belichteten Foto, bei dem sich die Bilder von zwei verschiedenen Menschen überlagern. Dies führt meist zu automatischen, überzogenen und unangemessenen Reaktionen.

Der Sog eines Partners zum Tod
Eine weitere schwierige Dynamik, die zur Trennung führen kann, ergibt sich, wenn einer der beiden Partner aus irgendwelchen Gründen dem Tod näher sein möchte als dem Leben (siehe dazu auch den Abschnitt zur Nachfolge im Kapitel »Familiendynamiken – was dich von Anfang an prägt«; S. 152). Er ist nicht mehr wirklich anwesend und der Versuch des Partners, ihn zu halten, verschärft den Konflikt nur.

Angst vor Nähe
Die meisten sogenannten Nähe-Distanz-Konflikte haben laut Bert Hellinger ihren Ursprung in einer unterbrochenen Hinbewegung zur Mutter (siehe dazu auch den Abschnitt zur unterbrochenen Hinbewegung im Kapitel »Familiendynamiken – was dich von Anfang an prägt«; S. 152). Die daraus resultierende Angst vor Nähe wird auf den Partner übertragen. Betroffene gehen ein Stück auf ihren Partner zu, aber im entscheidenden Moment ziehen sie sich wieder zurück. Die Hinbewegung zum Partner wird dort unterbrochen, wo auch die Hinbewegung zur Mutter endete.

Verschiedene Wertesysteme
Hier kommen die beiden Partner aus Familien, in denen ganz unterschiedliche Regeln und Wertesysteme gelten. Bisher hat jeder die Regeln seines Familiensystems befolgt. Dadurch hat sich jeder der beiden gut gefühlt, weil damit seine Zugehörigkeit zum Familiensystem sichergestellt war. Damit eine Paarbeziehung gelingt, muss jeder der Partner seine eigene Familie verlassen. Das gilt nicht nur im äußeren Sinne, sondern jeder muss auch die Prinzipien seiner Herkunftsfamilien verlassen und mit seinem Partner neue Prinzipien aushandeln.

Umerziehung des Partners
Zur Wertschätzung und Achtung des Partners gehört es, dass man anerkennt, dass der andere genauso viel wert ist wie man selbst, obwohl er anders ist. Der Partner ist anders, aber er ist richtig so, wie er ist. Jeder Versuch, den Partner in grundlegenden Dingen verändern zu wollen, ist zum Scheitern verurteilt und kann die Beziehung zerstören.

An diesen Dynamiken sehen wir, dass die Qualität einer Paarbeziehung stark abhängig ist von den Beziehungen, die die Partner zu ihren Familien, vor allem zu den jeweiligen Eltern haben. Davon hängt zum Beispiel ab, ob der Partner klammert, nur schwer Nähe zulassen kann oder schon bei kleinen Konflikten das Weite sucht. Wenn die Partner mit ihren Eltern symbiotisch verstrickt sind, ist ebenfalls mit Schwierigkeiten zu rechnen: Meist haben sie dann sowohl einen Teil in sich, der sich nach Nähe und Liebe sehnt, sowie einen zweiten Anteil, der aufgrund der in der Kindheit gemachten schlechten Erfahrungen Angst vor zu viel Nähe hat. Bei Partnerkonflikten liegt die Hauptursache oft in der Kindheit. Die Kinder konnten ihre Eltern nicht erreichen und fühlten sich daher emotional nicht sicher. Für eine gesunde und sichere Paarbindung müssen sich die Partner von ihren jeweiligen Verstrickungen lösen. Weigert sich ein Partner, das zu tun, muss der andere seinen Weg allein fortsetzen, um seelisch intakt zu werden.

Fallbeispiel

Dolores kam zu mir, weil sie zwar glücklich war in ihrer Partnerschaft mit Markus, aber dennoch fühlte, dass sie sich nicht ganz auf ihn einlassen konnte. Sie wusste nicht, warum sie so fühlte und fragte sich: »Dieser Mann ist der Richtige. Ich weiß es. Warum ist dann trotzdem eine unsichtbare Wand zwischen uns?« Diese unsichtbare Wand wird oft verursacht durch eine unbefriedete vorangegangene Partnerschaft. Ich fragte sie deshalb, ob sie wichtige Beziehungen vor Markus hatte. Sie erzählte mir von 2 wichtigen Partnerschaften, wovon eine sehr dramatisch und im Streit auseinandergegangen war.

Wir machten eine kleine Aufstellung ihrer bisherigen Partnerschaften. Diese wollten wir in Ordnung bringen. Lukas war ihr erster Freund gewesen, von dem sie sich friedlich getrennt hatte. Stefan war jener zweite Mann, mit dem sie eine toxische Beziehung geführt hatte. Und dann kam Markus, ihr jetziger Partner. Sie schrieb die 3 Namen auf je einen Zettel und ordnete sie. 1. Lukas, 2. Stefan und 3. Markus. Dann stellte sie sich vor Lukas und ich ließ sie sagen: »Lukas, du bist mein erster Mann. Jetzt sehe ich dich. Danke für all die schönen Momente, die wir zusammen hatten. Du warst sehr wichtig für mich und ich mache jetzt Platz in meinem Herzen für dich. Du bist meine erste Liebe. Ich gebe dir die Energie zurück, die ich noch von dir in mir trage, und du gibst mir die Energie zurück, die du noch von mir trägst. Jetzt gebe ich dich frei und ich befreie auch mich.« Dolores konnte diese Sätze gut sagen.

Dann stellte sie sich vor Stefan. Es war für sie spürbar schwieriger, die Sätze zu sagen, die sie davor zu Lukas gesagt hatte. Ich ließ sie diese mehrmals wiederholen, bis sie innerlich mit ihm zum Frieden fand. Sichtlich erleichtert stellte sie sich vor Markus und ich ließ sie sagen: »Lieber Markus, jetzt sehe ich dich. Ich bin hier für dich als ganze Frau. Ich stelle dir meine vergangenen Partner vor. Ich freue mich zutiefst, dass du mein jetziger Partner bist. Schau, das ist Lukas, mein erster. Und das ist Stefan, mein zweiter. Du, lieber Markus, bist mein jetziger Partner. Danke für alles, was du mit mir teilst. Danke, dass ich durch dich lernen und wachsen darf.« Dolores war sehr bewegt und fühlte eine neue Nähe. Diese Ordnung im Partnerschaftssystem ermöglichte die emotionale Nähe zu ihrem jetzigen Partner.

Herztipp

Hier ein Tipp für Singles: Hast du Lust, Platz zu machen für deinen zukünftigen Partner? Dann kannst du, wie im Fallbeispiel oben beschrieben, deine bisherigen Partner der Reihe nach (vom ersten bis zum letzten hierarchisch geordnet) adressieren mit den Sätzen, die Dolores ihrem ersten und zweiten Partner gesagt hat. Lass dir Zeit dafür und fühle, wenn die Sätze aus dem Herzen kommen.

Als Letztes nimmst du einen Zettel und darauf schreibst du »Mein zukünftiger Partner« und zu ihm sagst du: »Jetzt sehe ich dich. Ich bereite mich vor auf dich, damit du in mein Leben kommen kannst. Du wirst mein ... Partner sein (hier setzt du die Zahl seines Platzes ein) und ich bin hier für dich, wann immer du bereit bist. Ich warte auf dich als die ganze Frau, die du dir wünschst. Schau, hier stelle ich dir meine vergangenen Partner vor (und du sagst das, was Dolores zu ihren bisherigen Partnern gesagt hat).« Schließ mit den Worten: »Lieber zukünftiger Mann, ich freue mich darauf, dass du mein neuer Partner sein wirst.«

Übung

5 Wege für mehr emotionale Nähe

(Du kannst dir den Text dieser Übung durchlesen, ihn selbst für dich einsprechen oder du gehst in den Downloadbereich zum Buch und holst dir die Audiodatei mit dem von mir eingesprochenen Text.)

- Sage deinem Partner, was du an ihm wertschätzt und einzigartig findest. Da kannst du zum Beispiel Dinge ausdrücken wie: »Ich liebe es, wie sehr du dich begeistern kannst für kleine Dinge«, »Ich liebe es, wie du mit den Menschen um dich herum umgehst« oder »Ich schätze es so sehr, dass du dein Bestes gibst, um für die Kinder da zu sein.«
- Probiert jede Woche etwas Neues aus, das außerhalb eures gewohnten Alltags liegt. Ihr könnt zum Beispiel neue Restaurants ausprobieren, ein neues Projekt im Garten starten, etwas Neues zusammen lernen, wofür ihr euch beide begeistert.
- Arbeite daran, deinem Partner wirklich zuzuhören, ohne ihn zu unterbrechen. Die Herausforderung liegt dabei in Gesprächen, die emotional oder überfordernd und konfliktgeladen sind. Je mehr du das versuchst, desto mehr fühlt sich dein Partner gesehen und ernst genommen. Das ist die Grundlage für emotionale Nähe.
- Teile deinem Partner mit, wenn du dich verletzt fühlst. Anstatt ihm also etwa zu sagen: »Du bist so unsensibel und trampelst auf meinen Gefühlen herum«, kannst du es versuchen mit: »Wenn du xy machst, dann fühl ich mich unsicher und traurig darüber, wie du mit mir umgehst.«
- Mache dir bewusst, wie oft du deinem Partner gegenüber kritisch bist und nur das siehst, was fehlt oder nicht passt. Fokussiere dich nun auf das, was du von deinem Partner haben möchtest und wünschst. Anstatt dass du sagst: »Du bist wirklich immer so beschäftigt und auch so unromantisch«, versuche es mit: »Ich mag es gerne, wenn du mir Komplimente machst oder mir Dinge sagst, die mich bestärken. Kannst du versuchen, mir das häufiger zu sagen?« oder »Ich finde es

wirklich romantisch, wenn du mich einfach so umarmst und mir das Gefühl gibst, ich sei die schönste Frau für dich, und mir das auch sagst. Kannst du das öfter machen?« Und frag auch, was dein Partner sich von dir wünscht.

Wie du gesehen hast, ist die partnerschaftliche Ebene sehr umfangreich und vielfältig. Die Heilung deines Beziehungssystems greift immer auch in anderen Bereichen, denn alles ist mit allem verbunden. Nichts ist so befriedend wie das Wissen darum, nährende Beziehungen zu leben, egal ob privat oder beruflich. Nimm dich dessen an. Der Lohn ist die Liebe, und die ist unbezahlbar.

5. Die fremdenergetische Ebene: Botschaften oder Störfaktoren?

Mit Fremdenergie ist alles gemeint, was nicht zu dir und deinem Energiesystem gehört. Fremdenergie ist sehr weit verbreitet. Wenn man die feinsten Formen wie Gedanken und Glaubenssätze oder übernommene Gefühle aus dem System der eigenen Eltern hinzuzählt, so beherbergt wohl jeder Mensch viel davon. Der Umgang mit Fremdenergie ist in allen schamanischen Kulturen bekannt, zum Beispiel werden Schutzamulette genutzt oder Spiegel auf der Kleidung zum Schutz gegen den bösen Blick, und es gibt zahllose magische Rituale zur Besänftigung von Ahnengeistern oder den Seelen Verstorbener. Auch die biblischen Berichte von Dämonen, die etwa in Form von Schlangen aus dem Mund eines Menschen ausgespien wurden, zeugen von einem sehr alten Wissen. Im Christentum ist die Macht von Fremdenergien bekannt und es werden zum Teil heute noch der sogenannte große und kleine Exorzismus praktiziert.

Menschen nehmen in ihrem Bestreben, erfolgreich zu sein, jegliche Unterstützung in Anspruch, und das auch auf der energetischen Ebene. Wir müssen daher beachten, wie es zum Aneignen von Fremdenergien kommt. Wenn jemand etwa zu großer Vorsicht neigt, nimmt er zum Beispiel von einem Bekannten, der ebenfalls Angst vor bestimmten Dingen hat, dessen Gefühl von Angst auf, um die eigene Vorsicht zu stärken. Der Übernehmende eignet sich also das an, wovon er sich eine emotional-energetische Bestärkung seiner Realität und Unterstützung erhofft. Auf der energetischen Ebene, die ja meist unbewusst und nahezu autonom existiert, läuft dieses Aneignen von fremden Energien, Gedanken und Gefühlen aber meist unbemerkt ab. Oft sind daher die Spender von Fremdenergien dem Klienten nicht mehr erinnerlich. Selbst in flüchtigen Kontakten mit anderen Menschen kommt es zu solchen Informationsübertragungen.

Fremdenergien wohnt oft eine verbale Botschaft für den Übernehmer inne, eine Botschaft, die sich nahtlos in sein Lebenskonzept und Glaubenskonstrukt einfügt. Fremdenergien können sowohl als Übernahme der Energiesubstanz eines anderen als auch als reine Informationsprägung oder Informationsübernahme von anderen gesehen werden.

Sie werden erst dann zu einem Störfaktor im Leben des Klienten, wenn sie ein Problem eher verstärken, anstatt problemlösend zu wirken. Wenn sich jemand innerlich entwickelt und wächst, werden Fremdenergien überflüssig und sollten sich ablösen, um dem neuen Verhalten Platz zu machen.

Besessenheit und Umsessenheit

In der okkulten Literatur spricht man nicht von Energiewesen (wie in der Kinesiologie), sondern von Seelen und Seelenbesetzungen. Wenn Fremdenergien von jemandem Besitz ergriffen haben, unterscheidet man zwei Formen – die Besessenheit und die Umsessenheit. Besessenheit ist die stärkere Form des Besetztseins und dabei kann der vollständige Energiekörper eines anderen betroffen sein. Dabei ergibt der kinesiologische Test, dass das autonome Nervensystem des Klienten von diesem Energiewesen übernommen worden ist. Man bekommt als systemischer Heiler unklare Reaktionen und Antworten, die überhaupt nicht zum Klienten passen (zum Beispiel in Bezug auf dessen Leben, seine Organe und Gefühle). Der Klient selbst hat die größten Schwierigkeiten, sich zu zentrieren und zu konzentrieren. Man hat das Gefühl, dass etwas in ihm sich gegen klare Aussagen wehrt.

Im Fall von Umsessenheit befindet sich ein Geistwesen im energetischen Feld des Klienten, ohne seine Testmuskeln ganz zu übernehmen. Auch der Einfluss auf das Innenleben und das Verhalten des Klienten ist nicht so massiv wie bei der Besessenheit.

Der Arzt und Psychiater Hans Naegeli-Osjord erklärte dazu in seinem Buch »Besessenheit und Exorzismus«:

»Besessenheit ist es dann, wenn jemand von einer Energie völlig übernommen wird.«

Es gibt positive, nährende und schützende Energien wie zum Beispiel Schutzengel, aber auch schwächende Energien. Letztendlich sind aber all diese Energieformen als Fremdenergien zu werten, weil sie das Nervensystem des Betroffenen beeinflussen und im Sinne der Fremdenergie beherrschen und einschränken können.

Woran du Fremdenergien erkennen kannst

Grundsätzlich kann man sagen, dass es bewussten und erwachten Menschen besser gelingt, Fremdenergien wahrzunehmen, denn sie wissen, was zu ihnen gehört und was nicht. Damit ist gewährleistet, dass sie spüren, wenn etwas Fremdes sich ihrer bemächtigen will. Diese Wahrnehmung ermöglicht dem Menschen, zu reagieren und sich zum Beispiel von Orten und Menschen zu distanzieren, die ihm energetisch nicht guttun.

Hast du schon mal erlebt, dass dein Energiehaushalt sich plötzlich verändert? Dass du dich ausgesogen und ausgelaugt fühlst, als ob dir jemand den Stecker gezogen hätte?

Oder aber, dass sich ganz im Gegenteil ein Gefühl der Wärme und Fülle in dir breitmacht und du merkst, dass du dich an einem Kraftplatz befindest? Beides sind Wahrnehmungen von Fremdenergie. Hier gilt: Das Gute nehme ich, das Schlechte lasse ich.

Leider wissen viele Menschen gar nicht, dass sie andauernd Fremdenergien spüren. Sie glauben, dass sie das selbst sind. Viele meiner Klienten und Klientinnen kommen mit etlichen belastenden Fremdenergien zu mir und glauben, dass es ihr eigenes Problem sei. Sie sind sichtlich erleichtert, wenn diese abgelöst wurden und sie endlich spüren dürfen, wer sie eigentlich sind. Hier sind ein paar Sätze, die auf Fremdenergie hindeuten:

- »Manchmal weiß ich nicht, warum ich das tue.«

- »Es kommt manchmal über mich.«
- »Das passiert manchmal.«
- »Ich bin in letzter Zeit so gefühllos.«
- »Ich mache Dinge, die ich gar nicht tun will.«
- »Manchmal kommt es mir so vor, als wäre ich jemand anderes.«
- »Ich denke in letzter Zeit häufig an meinen verstorbenen …«
- »Ich habe plötzlich so viel Angst. Früher war das nicht so.«
- »Ich kann mich nicht zentrieren.«
- »Ich kann mich nicht entscheiden.«
- »Ich fühle mich fremdgesteuert, als ob ich jemand anderer wäre.«
- »Ich erkenne mich gar nicht wieder.«

Reflexionsfragen

- Hast du das Gefühl, dass du Träger von Fremdenergie bist?
- Bist du jemand, der viel wahrnimmt und spürt?
- Kannst du dich gut abgrenzen?

Wodurch es zur Übernahme kommt

Folgende Menschen, Orte oder Situationen sind prädestiniert für die Übernahme von Fremdenergien:

- Spitäler
- Beerdigungen/Friedhöfe
- Energiearbeit, bei der Energie übertragen wird
- Operationen unter Vollnarkose/Koma
- Ohnmacht
- Schock
- Unfall
- Todesfälle
- Nahtoderlebnisse
- Träume
- Angst vor Fremdenergie
- Channelings
- wenn man sich intensiv mit Fremdenergie beschäftigt

- wenn man sensitiv und emphatisch ist und zu emotionaler Abhängigkeit neigt
- Trauma-Hintergrund/Verbindung über das gemeinsame Schicksal
- wenn man sich in Co-Abhängigkeiten befindet (Verschmelzung)
- Resonanzübertragung zwischen Menschen/Informationsübertragung durch Gleichklang
- Alkohol und Drogeneinfluss
- Raucher (und generell Suchtthematiken)
- wenn man medial veranlagt ist
- bei der Trennung von Seele und Körper durch ein Trauma wie Unfall oder Missbrauch
- wenn man viel mit Fremdenergien arbeitet und sich selbst nicht ausreichend davon reinigt
- wenn der Selbstwert nicht groß genug ist
- Aufnehmen von Gefühlen, Mitschwingen
- Konflikte zwischen internen Ebenen (Anteilen)
- wenn eigene Informationen und Gefühle von denen anderer Menschen nicht unterschieden werden können
- energetischer Missbrauch (Heilungstechniken, Magie, Abhängigkeit von Menschen, Machtthematiken)
- familiendynamische Verstrickungen
- mangelnde Fähigkeit, externe Energien ökologisch sinnvoll ins eigene System aufzunehmen (im Sinne von »Das Gute nehme ich, das Schlechte lasse ich«)
- Abgrenzungsschwierigkeiten, Verwirrung über Mein und Dein, über Informationsquellen und Identität
- Im Grunde genommen kann man sich überall etwas einfangen, wenn man nicht bei sich ist.

Wenn ein Klient bei mir das Thema einer Besetzung von Fremdenergie hat, löse ich diese nicht nur ab, sondern teste auch aus, welche Metathemen und Glaubenssätze hinter der Affinität für Fremdenergien stehen. Hier einige Beispiele dazu:

- »Ich, hoch entwickelte Seele, rette arme Seelen.«
- »Ich stelle gerne meinen Körper zur Verfügung, der ist ja nicht so wichtig wie das Retten anderer Menschen.«
- »Ich bin Opfer.«
- »Ich muss die Verantwortung nicht übernehmen.«
- »Ich brauche Unterstützung, um leben zu können.«
- »Ich kann nicht allein sein.«
- »Ich darf nicht existieren.«
- »Ich bin schuld.«
- »Ich fürchte mich vor Fremdenergien.«
- »Ich bin zu schwach.«
- »Ich darf mich nicht abgrenzen.«
- »Ich habe etwas gutzumachen.«
- »Ich bin nichts wert.« Oder: »Ich bin nur etwas wert, wenn ich andere wichtiger nehme als mich selbst.«
- »Niemand versteht mich.«
- »Ich bin ganz allein.«

Es ist wichtig, sich darüber klar zu sein, dass ein systemischer Heiler kein Ablöser der Fremdenergie ist. Er ist dafür zuständig, diese auszutesten und als Dolmetscher bei der Übersetzung zu helfen. Die Ablösung ist hier im Unterschied zu vielen anderen Konzepten ein inneres Ablösen, das zu einer nachhaltigen Lösung führt. Nicht die Fremdenergie ist im Fokus, sondern die Ursache, die es möglich gemacht hat, dass dieser fremden Energie Raum und Platz geboten wurde.

Das Vertreiben von Fremdenergien von außen ist nicht nachhaltig wirksam, da die Lösung durch den Träger dieser Energien kommen muss. Er ist der Schlüssel für die Ablösung. Darin sind meist große Geschenke enthalten.

Zum Beispiel kann ein tiefes Gefühl des Alleingelassenseins eine Fremdenergie eingeladen haben. Dies kann durchaus eine lange und tiefe Verbundenheit erzeugt und dem Klienten geholfen haben, über schwierige Zeiten zu kommen. Wie gesagt, können auch Spirits, positive

Affirmationen, Krafttiere, Engel, Ahnen und Mentoren Fremdenergien darstellen und sie können sehr hilfreich sein.

Ab einem gewissen Punkt im Leben sind diese aber vielleicht nicht mehr dienlich und werden eher als störend oder eben nicht mehr als hilfreich empfunden. Da zeigt sich diese Fremdenergie und kann durch die Bereitschaft des Klienten abgelöst werden. Meistens ist eine Ablösung mit innerem Wachstum und Erkenntnissen verbunden und macht sich als innere Befreiung bemerkbar.

Fremdenergien zeigen sich vor allem in Umbruch- und Wachstumsphasen, wenn zum Beispiel alte Konzepte nicht mehr passen und der Wunsch nach Selbstbestimmung und Selbstausdruck stärker wird. Somit ist das »Auftauchen« von Fremdenergien immer als positives Zeichen und Bestätigung für inneres Wachstum zu werten. Alles, was nicht mehr passend ist, darf aus dem System rausgehen.

Sehr oft machen sich Fremdenergien bemerkbar, weil sie Botschaften für die Klienten beinhalten. Der systemische Heiler fungiert hier als eine Art Hebamme und hilft dem Klienten, diese Botschaft zu entschlüsseln. Solche Botschaften können sich auf folgende Kontexte beziehen: Beziehung des Klienten zu seinem Partner, zu seinen Kindern, zu den Eltern, zu einer bestimmten Person im Umfeld, körperliche Gesundheit, Lebenswandel, Berufssituation, Geld, Werte und Haltungen, Gefühle, Beziehung zu Gott, Beziehung zu sich selbst, das Loslassen oder das Anerkennen von etwas oder ein Ereignis in der Vergangenheit.

Fallbeispiel

Alex kam zu mir mit einem Tinnitus im Ohr. Er empfand ihn als unerträglich und berichtete, dass dieser Tinnitus in einem Traum begonnen hatte. Er konnte sich noch gut erinnern. Es hatte an seiner Schlafzimmertür geklopft und eine Gestalt war hereingekommen.

In diesem Moment fing es im Ohr an zu pfeifen und hörte auch nicht auf, als er aus dem Traum aufwachte. Ich testete aus und es zeigte sich Fremdenergie.

Bei weiteren Austestungen konnten wir herausfinden, dass die Fremdenergie von einem Cousin von Alex kam. Alex kämpfte mit den Tränen. Sein Cousin hatte sich vor ca. einem Jahr das Leben genommen. Er konnte es noch immer nicht glauben, da er 3 Tage zuvor mit ihm wandern gewesen war und der Cousin da gut drauf gewesen war.

Ich fragte Alex, ob er bereit sei, mit seinem Cousin zu sprechen, da dieser versuchte, im Traum mit ihm Kontakt aufzunehmen. Alex fand das zwar befremdlich, war aber bereit, sich darauf einzulassen. In diesem Dialog zwischen Alex und seinem Cousin konnte Alex endlich seine quälenden Fragen nach dem Grund für den Suizid stellen. Sein Cousin sagte ihm, was ihn dazu getrieben hatte, und Alex konnte es nachvollziehen. Ich ermunterte ihn außerdem, seinem Cousin zu sagen, dass er ihn vermisst und ihm böse sei, da er sich einfach so davongemacht habe. Das war stimmig und erleichternd für Alex. Er wiederholte es viele Male. Es war, als ob all die angestauten Gefühle der vergangenen Monate aus ihm herausplatzten. Viele Tränen flossen und der Cousin bat ihn um Verzeihung, dass es ihm nicht möglich gewesen war weiterzuleben. Alex brauchte einige Anläufe, um dies annehmen zu können. Ich ließ ihn sagen: »Lieber Cousin, meine Liebe zu dir bleibt bestehen. Bitte schau freundlich auf mich, wenn mir mein Leben gelingt. Bitte schau freundlich auf mich, wenn ich glücklich bin.« Alex verspürte danach eine Wärme in seinem Herzen und das Gefühl, dass sein Cousin ihm das Allerbeste wünschte. Er hatte auch den schönen Gedanken, dass sein Cousin über ihn wachte. Sein Tinnitus war nach dieser Fremdenergie-Session verschwunden und kam nicht wieder.

Reflexionsfragen

- Welche Haltung hast du selbst zum Phänomen der Fremdenergie?
- Kannst du dich selbst bei den oben genannten Glaubenssätzen wiederfinden?
- Was macht dieses Wissen mit dir?

Warum ist dieses Wissen um Fremdenergien gerade für Heiler so wichtig? Für mich als Frau, als hochsensibler Mensch und Heilerin war es wesentlich, herauszufinden und zu erkennen, dass nicht alles, was ich fühlte und wahrnahm, mein eigenes war. Ich lernte, dass es so etwas wie Fremdenergien gibt, die ich einfach übernahm, weil ich so durchlässig bin. Sehr viele Menschen sind hochsensibel, besitzen eine hohe Wahrnehmungsfähigkeit und eine Heiler-Persönlichkeit (auch wenn sie nicht den Beruf des Heilers ausüben).

Es kann also sein, dass auch du dich hier wiederfindest. Wenn ja, ist es wichtig für dich, Folgendes zu wissen und zu berücksichtigen: Menschen mit hoher Wahrnehmungsfähigkeit spüren mehr als andere, und Fremdenergien sind gewissermaßen schon immer eine Belastung für sie gewesen, denn Abgrenzung ist ihnen nicht in die Wiege gelegt worden. Diese Menschen kommen auf diese Welt, um zu helfen, und sind unterwegs, um zu unterstützen. Sie sind meist für andere da und zu wenig für sich selbst. Sie haben eher zu viele Sensoren und neigen dazu, sich aufzuopfern, vor allem wenn sie sich ihrer Hochsensibilität nicht bewusst sind. Erst kurz vor der Erschöpfung oder einer Krankheit kommen sie darauf, dass etwas nicht stimmt.

Hier beginnt die wesentliche Lektion für dich: Es ist besonders wichtig, dich selbst gut zu nähren, abzugrenzen und zu schützen. Je geklärter dein Feld ist, desto besser kannst du für andere da sein und gleichzeitig bei dir bleiben. Egal, ob du das beruflich machst oder nicht, als hochsensibler und wahrnehmungsfähiger Mensch solltest du darauf achten. Und zu guter Letzt gebe ich dir diese Sätze mit, die mir immer sehr geholfen haben: »Ich lasse meines bei mir und deines bei dir. Ich nehme nur wahr. Ich übernehme nichts.«

Herztipp

Hier habe ich noch eine tolle Abgrenzungsübung für dich: Schließe deine Augen und stell dir die Zahl 8 vor. Du hast eine große liegende 8 vor dir und stellst dich in den einen Bauch der 8. An diesem Platz atmest du durch. Das ist dein Platz, dein Safe Space. Diesen kannst du dir einrichten, wie du möchtest. Gestalte ihn vor deinem inneren Auge genau so, wie es am schönsten ist für dich. Nun lädst du eine Fremdenergie ein, die in dem anderen Kreis der 8 Platz nimmt. Du bist nicht verbunden mit dieser Person oder dieser Energie. Du hast einen Platz und diese Person oder Energie hat einen Platz. Nimm nun wahr, ob du noch etwas trägst von dieser Fremdenergie/von diesem Menschen. Du spürst das vielleicht in Form von körperlichen Symptomen, Schwere oder irgendetwas, von dem du intuitiv weißt: »Das bin nicht ich.«

Forme deine Hände zu einer Schale und lass alles, was nicht von dir ist, in diese Schale rinnen. Lass dir Zeit und atme dabei tief ein und aus. Wenn alles in der Schale ist, öffne die »Luke« an dem Verbindungspunkt der beiden Kreise der 8 und gib die Schale der Fremdenergie bzw. der anderen Person mit den Worten: »Aus Liebe zu mir befreie ich mich von deiner Energie. Ich weiß, dass ich deine Energie nicht tragen muss und auch nicht mehr länger tragen kann. Ich erkenne dein Schicksal an und ich lasse es bei dir. Ich bin die Art Mensch, die weiß, dass sie sich nicht zur Verfügung stellen muss für Fremdenergien. Ich bin die Art Mensch, die aus purer Selbstliebe Ja zu sich selbst sagt. Und dieses Ja von mir zu mir selbst ist ein Nein zu deiner Energie. Ich wünsche dir Frieden.«

Atme weiter tief ein und aus. Nimm wahr, was sich in dir, was sich in deinem Körper verändert hat. Bedanke dich bei dir selbst für diese Liebe zu dir und schließe die Luke wieder. Leg zum Abschluss eine Hand auf dein Herz und fühle, wie schön und großartig es sich anfühlt, ganz bei sich selbst anzukommen.

6. Die Past-Life-Ebene: Das Zuhause deiner Seele

Hast du dir auch schon mal darüber Gedanken gemacht, dass du als Seele vielleicht nicht das erste Mal inkarniert bist? Hast du ein Gefühl dafür, dass du eventuell als Seelenwesen schon ganz oft hier warst? Dieses Konzept, dass wir als Seele tatsächlich schon mehrere Erden-Erfahrungen gemacht haben, ergibt meiner Meinung nach Sinn. Und warum ich so denke, möchte ich dir erläutern.

Du bist die Seele. Die Seele bist du. Du bist ein unendliches Lichtwesen, das in einem Körper zu Hause ist. Und mit diesem Körper gehst du in diesem menschlichen Leben durch deine Lebenszeit und machst Erfahrungen, von denen du über die Fülle, Freiheit und Ausdehnung der Welt lernen kannst. Wenn du aus dieser Welt gehst, kehrst du heim.

Das Zuhause deiner Seele ist in einer spirituellen Dimension zu finden, in der du dich dann als Seele aufhältst, bis du dich wieder entscheidest, eine nächste menschliche Erfahrung auf dieser Welt zu machen, in der du weiterlernst und als Seele wächst.

Fallbeispiel

Ich möchte dir in diesem Zusammenhang von Maria berichten. Sie hatte vieles für sich geklärt, auch bei mir. Und sie hatte auch schon vieles gedreht und verändert und damit Ordnung in ihr System gebracht. Maria erzählte, dass es ihr meistens richtig gut gehe, doch es gebe etwas, was sie sich bislang nicht getraut hätte auszusprechen. Da gebe es diese Phasen, in denen sie der Teufel hole. Es komme ihr dann so vor, als ob eine dunkle Wolke über ihr schwebe, die sehr heimtückisch und ohne Vorwarnung »zuschlage«. Es hole sie ein und lasse sie Dinge tun, die sie selbst gar nicht tun will. Beschämt schaute sie zu Boden und Tränen liefen ihr übers Gesicht. Ich sprach ihr Mut zu und versicherte ihr, dass ich sie nicht bewerte und auch nicht verurteile. »Maria, was tust du, wenn dich diese Wolke einholt?«, fragte ich sie, und sie erklärte: »Ich rauche dann und trinke, dabei will ich das gar nicht. Ich tu doch alles für meine Gesundheit. Wären nur diese Phasen nicht. Ich will das nicht mehr erleben und machen. Ich kann es einfach nicht kontrollieren. Es ist, als ob etwas Macht über mich hätte. Dieses Suchtverhalten ist reine Selbstzerstörung. Ich möchte so gerne, dass das weggeht.«

Sie erzählte auch, dass sie das Gefühl habe, dies sei ihr mächtigster Erfolgsverhinderer. Denn sie traue sich gar nicht richtig rauszugehen mit ihrem Seelenauftrag, so sehr schäme sie sich für diese Phasen. Ich fragte sie, wie das für sie als Kind gewesen sei. Ihre Antwort lautete, dass sie viele Süßigkeiten und viel Zucker gegessen habe und dass außerdem in ihrer Familie Alkohol ein sehr großes Thema sei. Ihr Bruder sei nicht arbeitsfähig, weil er so viel trinke, und ihr Opa habe sich zu Tode gesoffen.

Maria war also in einem Suchtumfeld groß geworden. Jedoch spürte ich, dass es da noch ein viel älteres Thema gab, und so entschieden wir, das Thema aufzustellen und zu schauen, was diese dunkle Macht war und woher sie kam. Wir wählten Stellvertreter für sie selbst, für ihren Körper, für die Sucht und für diese unsichtbare Macht. Sehr schnell wurde deutlich, dass diese Macht ähnlich einem Fluch wirkte, der alle in einer Art Bann gefangen hielt. Ich spürte außerdem, dass dieser Fluch einen Urheber hatte. Beim Testen stellte sich heraus, dass dieser Fluch vor ca. 9 Generationen entstanden war.

Wie löst man einen Fluch? Das ist von Fall zu Fall verschieden. In Marias Fall war jedoch klar, dass dieser Fluch nur durch den Urheber selbst gelöst werden konnte. Darum war es notwendig, den Urheber/Ursprung ins Feld zu holen und zu schauen, was er brauchte, um den Fluch zurücknehmen. Wir wählten also eine Darstellerin für diesen Urheber aus. Schnell wurde ersichtlich, dass es eine Urheberin war, eine Frau, eine Ahnin, die ein fürchterliches Leben gehabt hatte. Sie war gequält und misshandelt worden und in der Aufstellung fühlte sie sich, als ob sie in einem dunklen Verlies eingesperrt gewesen sei. »Und«, fragte ich diese Frau, »als du so eingesperrt warst, was hast du da deinen Peinigern gewünscht?« Ihre Antwort kam prompt: »Ich wünschte ihnen den Tod. Ich wünschte ihnen, dass sie elendig verrecken sollen.« Da war er, der Fluch!

Maria schossen wieder Tränen in die Augen und wir wussten, dass wir auf der richtigen Spur waren. Diese Ahnin war nach wie vor unerlöst, noch immer in ihrem Leiden gefangen. Es war, als ob ihr Schicksal wie ein Damoklesschwert in der Luft hing. Etwas so tief Vergrabenes und ein schon so lang wirkendes Schicksal kann man lösen, indem man es sieht und sichtbar macht. Hier war die bedingungslose Liebe, die aller Heilung zugrunde liegt, gefordert. Und so sprach ich zu ihr: »Liebe Ahnin, ich sehe dich und deinen Schmerz und lade dich ein, dich uns zuzumuten. Du darfst zeigen, wie traurig und verletzt du bist.« Dann führte ich die Darstellerin der Ahnin in die Tiefen ihrer Gefühle. Sie weinte und schluchzte, und ihr Schmerz war für alle spürbar. Es dauerte lange, bis sie sich beruhigen konnte, und in ihrem Gesicht zeigte sich plötzlich etwas Weiches. Ich stellte ihr Maria vor und erklärte ihr, dass die Sätze »Ich wünsche ihnen den Tod. Ich wünsche ihnen, dass sie elendiglich verrecken sollen« wie ein Fluch wirken und dass sogar Maria, eine Nachfahrin in der 8. Generation, noch darunter leide, und ihr Bruder nicht einmal richtig lebensfähig sei. »Das wollte ich nicht. Oh Gott, das wollte ich nicht«, sagte sie daraufhin. »Kannst du den Fluch zurücknehmen?«, fragte ich die Ahnin und sie erwiderte: »Ja, ich will ihn zurücknehmen. Maria, es tut mir leid, dass ich dir und deiner Familie so viel Leid zugefügt habe. Das war nicht meine Absicht. Ich danke dir, dass du mir hier die Heilung meiner Wunden ermöglicht hast. Ich nehme den Fluch zurück.«

Ich bat Maria alles, was sie von dieser Ahnin übernommen hatte, in ein Kissen fließen zu lassen und dann der Ahnin zu übergeben. Es wurde still im Raum und man spürte, dass sich das ganze System beruhigte.

Maria verabschiedete die Ahnin aus ihrem Feld und wandte sich ihrem Körper zu. Es folgte eine Wiedervereinigung mit ihrem Körper, die unbeschreiblich berührend war. Es war, als ob Maria das erste Mal in ihrem eigenen Körper Platz nehmen konnte. Die unsichtbare Macht und die Sucht gingen aus dem Feld und an deren Stelle traten Entspannung und innerer Frieden. Maria war sichtlich erleichtert und sehr berührt.

Etwa eine Woche später schrieb sie mir Folgendes: »Liebe Katja, die ersten Tage war ich fix und fertig. Ich fühlte mich sehr befreit und der Kampf endete. So fühle ich mich auch jetzt. In mir ist Frieden eingekehrt, und es fühlt sich so gut an. Ich rauche seit Montag auch nicht mehr und mit dem Alkoholthema ist es, als ob es nie da gewesen wäre.«

Reflexionsfragen

- Was bedeutet die Seele für dich?
- Spürst du, dass du als Seele schon mehr als ein Leben gelebt hast?
- Hast du Erfahrungen gemacht, die dich möglicherweise an frühere Leben erinnern?

Tatsächlich hast du schon sehr viele Erfahrungen auf dieser Welt oder anderswo im Kosmos gemacht, und jede Erfahrung, die du je gemacht hast und je machen wirst, ist aufgezeichnet und abgespeichert in deiner Seele. Du verlierst also nie die Fähigkeiten, die du als Seele bereits gemacht hast. Du hast diese Talente erworben und dir über viele Leben hinweg angeeignet. Darum darfst du auch mit Recht behaupten, dass du es absolut verdient hast, von diesen Fähigkeiten in diesem Leben Gebrauch zu machen. Sie dürfen und sollen dir Freiheit und Unabhängigkeit, Freude und Erfüllung bescheren.

Außerdem ist es absolut natürlich und in uns angelegt, dass wir als Seele und mit dem Potenzial, das in uns schlummert, dienen wollen. Es ist uns ein Bedürfnis, zu geben, zu teilen und andere mit unseren Talenten zu unterstützen. Wir machen das für die Menschheit und für den Planeten Erde und am Ende auch für uns selbst. Die Seele erfüllt sich durch Geben und Dienen.

Was passiert aber, wenn eine Seele in einem vergangenen Leben in dieser Weise gedient hat und das mit dem Tod bezahlt hat? Im Seelensystem einer Heilerin finden sich zum Beispiel oft Ereignisse, dass wir Heilerinnen im Mittelalter verbannt, verbrannt und hingerichtet wurden, weil dieses magische Tun und Wirken als Hexerei betitelt wurde. Das spukt auch heute noch in den Köpfen vieler Menschen herum. Und so werden feinfühlige Wesen, die mit viel Empathie und Heilkräften ausgestattet sind, schon mal medial auf den Scheiterhaufen befördert, wo man sie zwar nicht wie damals verbrennt, aber möglicherweise heftig demütigt.

Oft kommen Frauen zu mir, die deutlich spüren, dass sie einen helfenden und heilenden Auftrag haben. Darin fühlen sie sich zu Hause, dort geht es ihnen gut und es zieht sie zu diesem Tun hin. Jedoch werden sie auch immer wieder von Ängsten und massiven Zweifeln heimgesucht. Dies kann vielleicht mit einem vergangenen Leben zusammenhängen, in dem sich die Heilerin geschworen hat, nie wieder diesen Weg gehen zu wollen, weil es so ein schlimmes Ende genommen hat. Das zu lösen und mit einer sogenannten Rückführung zu befrieden, ist für viele so heilsam und erlösend, dass es nachher oft gelingt, »rauszugehen« und den Weg des Heilens zu genießen.

So mancher mag sich fragen, ob es wissenschaftlich erwiesen ist, dass es Past-Life-Erfahrungen, also Erinnerungen an vergangene Leben gibt. Zumindest existieren dazu tatsächlich Berichte, in denen Menschen erzählen, dass sie sich auf ungeahnte Weise an Orte, Dinge und Begebenheiten erinnern, die sie so aus diesem Leben nicht wissen können.

Vielleicht ist es dir ja auch schon so gegangen, dass du dir dachtest: Hier war ich doch schon mal? Oder: Diese Situation habe ich schon mal erlebt, und ich weiß, dass es nicht in diesem Leben war. Oder es zieht dich einfach wie magisch in ein bestimmtes Land oder an bestimmten Ort. Manchmal hat man auch eine Begegnung, von der man sagt, die sei »wie nicht von dieser Welt«. Man kennt sich irgendwie, kommt sich so vertraut vor, und es macht alles Sinn.

All dies können Hinweise auf ein früheres Leben sein. Und deswegen ist diese Ebene in meiner Arbeit als Heilerin enorm wichtig. Seelen bringen Traumata aus früheren Leben mit in dieses Dasein. Die traumatisierten Aspekte der Seele übertragen sich auf den neuen Körper. Das bedeutet, dass die Reaktionen extrem stark sein können, wenn Menschen etwas durchmachen, was einem Ereignis aus einem früheren Leben ähnelt.

Sehr oft sind die Ursachen für grundlegende Emotionen, Muster, Traumata und Glaubenssätze in einem vorangegangenen Leben zu finden. Die Klarheit über deren Entstehung und die Übernahme der Verantwortung dafür befreit und ermöglicht die Integration und Lösung der damit in Verbindung stehenden Blockade.

Es lohnt sich also, in Betracht zu ziehen, dass wiederkehrende Muster und Prägungen nicht »nur« aus dem bisher Erlebten oder, wie oben beschrieben, aus einer Verstrickung in der Herkunftsfamilie kommen. Die Möglichkeit, dass etwas Unerlöstes aus einem vergangenen Leben auf Heilung wartet, ist auf jeden Fall gegeben.

Herztipp

Hast du Lust zu spüren, was deine Initialzündung für dieses Leben war? Was wolltest du erleben und erfahren als Seele in diesem Körper, in dieser Inkarnation?

Schließe deine Augen und stell dir vor, dass du dein jetziges Leben zurückspulen kannst. Wie in einem Kinofilm gehst du ganz an den Anfang. Und dieser Anfang geht zurück zu einem Zeitpunkt, bevor du überhaupt gezeugt wurdest. Du wirst also ein Bild vor deinem inneren Auge bekommen von dir als Seele ohne Körper. Du »schwimmst« sozusagen in der Seelensuppe, schaust herunter auf die Erde und spürst, dass du Lust hast, inkarniert zu werden. Du hast Lust, wieder mit einem Körper eine weitere Erfahrung als Seele zu machen. Und du erinnerst dich daran, warum du dich entschieden hast, als Frau (oder als Mann) auf die Welt zu kommen. Du erinnerst dich daran, warum du gerade diese Mama und diesen Papa ausgesucht hast und was du dir ermöglichen willst in diesem Leben. Du erinnerst dich auch daran, was dein sehnlichster Wunsch für dieses Leben ist. Gleichzeitig weißt du, wo du jetzt gerade stehst.

Vielleicht geben dir diese Erinnerungen einen Hinweis darauf, was dein nächster Schritt sein wird. Worum geht es? Was darfst und sollst du als Nächstes machen? Was möchtest du eher nicht mehr tun? Wonach sehnt sich dein Herz? Diese Verbindung mit deiner Seele hilft dir, die Stimme deines Herzens klarer und lauter zu hören. Darum sprich den Satz: »Liebes Herz, ich hole dich zurück und lebe. Danke, dass du stets für mich schlägst. Ich erinnere mich wieder, warum ich da bin. Und darum habe ich mich entschieden, dass ich den Weg meines Herzens gehe. Ich liebe mich und ich liebe mein wunderschönes Herz.« Vielleicht fließen aus dir noch viele weitere Zeilen. Wenn du magst, kannst du die Worte aufschreiben – direkt vom Herzen aufs Papier. Lass es fließen. Dein Herz spricht zu dir. Wunderbar!

CHANCEN UND RISIKEN DES SYSTEMISCHEN AUFSTELLENS

Ich habe in diesem Buch die Beispiele aus der Praxis verkürzt geschildert. Dieser Prozess der Begleitung braucht Anleitung, damit Erfolge eintreten können. Die Fallbeispiele im Buch dienen dir zur Bewusstwerdung. Da, wo du intuitiv Betroffenheit und Resonanz spürst, wird auch bei dir etwas sein, das dich mit dem jeweiligen Thema verbindet. Wenn du dazu systemisch arbeiten möchtest, musst du eine Aufstellung mit einem Profi machen. Allein geht es nicht.

Mir ist es wichtig, dass dir, liebe Leserin, lieber Leser, bewusst ist, dass systemische Lösungen auf jeden Fall in die Hände eines gut ausgebildeten Profis gehören.

Sobald du dich in einer Art Selbstcoaching an dein eigenes oder gar fremdes System machst, wirst du damit vielleicht mehr kaputtmachen, als dass Lösung und Heilung ins System einkehren.

Manchmal kommt es während einer Aufstellung zu Situationen, die nur mit viel Fingerspitzengefühl und der notwendigen Expertise geklärt und gelöst werden können. Eine Aufstellung wirkt. Sie wirkt tiefgreifend und somit ist klar, dass eine sorgsame Herangehensweise wichtig ist. Es können sich Dynamiken zeigen, die von einem unerfahrenen und nicht ausgebildeten Leiter nicht aufgefangen werden können. Das kann erhebliche negative Auswirkungen haben.

Aufstellungsarbeit ist an sich nicht geschützt. So kann leider jeder, der vielleicht einmal an einem Kurs teilgenommen hat, Aufstellungen anbieten. Es braucht aber weit mehr. Es braucht unter anderem die Klärung des eigenen Systems. Denn nur ein geklärter Aufstellungsleiter, der seine Themen gut gemeistert hat, kann dich klar und wirkungsvoll begleiten. Ein fundiertes Wissen und Übung sind vonnöten, und Supervision und Weiterbildung sind ebenfalls notwendig.

Aufstellungsarbeit ist eine der effektivsten Methoden, die ich kenne. Ohne diese Arbeit wäre ich weder gesund noch glücklich oder erfolgreich geworden. Ich bin zutiefst dankbar, dass ich das Glück hatte, diese Methode kennenzulernen und von wirklich exzellenten Aufstellungsleitern professionell begleitet worden zu sein. Dass ich außerdem lernen durfte, wie ich selbst diese Methode in meiner Praxis bei Klienten und Klientinnen erfolgreich anwenden darf, erfüllt mich mit Demut. Was für ein Geschenk!

Ich habe durch diese Arbeit so schnell und nachhaltig Heilung und Lösungen gefunden, wie es mir auf andere Weise nicht möglich gewesen wäre. Die Wunder, die mir dadurch zuteilwurden, sind für immer in meinem Herzen verankert. Die Freude darüber und mein geheiltes Herz sind meine stärksten Motoren, um den Weg so zu gehen, wie ich ihn gehe. Und tatsächlich vermag diese Methode in jedem Bereich zu klären, was sonst nicht klärbar erscheint. Sie vermag zu lösen, was bislang keine Lösung fand. Sie vermag zu heilen, was bislang keine Heilung fand.

Ich persönlich habe vor langer Zeit Abstand genommen von der Haltung, »einfach mal eine Aufstellung zu machen«. Ich arbeite ganz bewusst nur prozessorientiert. Das heißt, dass meine Klientinnen und Klienten während einer längeren Zeitspanne von mir begleitet werden. Damit ist gewährleistet, dass ihr System nicht überfordert und überstrapaziert wird. Vielmehr können sie im eigenen Zeitmaß nach und nach Klarheit und Lösungen bekommen und das System kann sich beruhigen und befrieden, anstatt dass man mit einem Schnellschuss mehr Chaos hineinbringt.

Damit ist auch gewährleistet, dass in der Tiefe verschüttete Gefühle an die Oberfläche kommen können und der Klient oder die Klientin in der prozessorientierten Begleitung Halt und Sicherheit findet, bis er oder sie das Neue gänzlich integriert hat. Wenn man in der Tiefe arbeitet, kann das emotional aufwühlend sein. Und nicht selten kommen

Menschen mit großen Problemen und schweren Belastungen zu mir. In einer solchen Situation kann einem eine Aufstellung manchmal als die letzte Form der Rettung vorkommen. Entsprechend sind die Erwartungen extrem hoch. Es obliegt meiner Kompetenz als Coach, dass ich adäquate Begleitung anbiete und klarmache, dass es Zeit und Raum braucht, um das eigene System in Ordnung zu bringen. Kompetente Begleitung davor und danach ist genauso essenziell wie eine sauber und präzise durchgeführte Aufstellung.

Darüber hinaus rate ich dringend davon ab, Menschen mit schweren psychischen Diagnosen, Psychosen, schweren Depressionen, Borderline-Störungen und massiver Suchtthematik mit Aufstellungsarbeit zu begleiten. Hier braucht es eine andere Vorgehensweise, die ein Coach oder eine Beraterin nicht leisten kann und darf. Die möglichen Gefahren durch die Verschlimmerung des Problems sind, wenn die genannten Vorsichtsmaßnahmen missachtet werden, ein großer Kritikpunkt an Familienaufstellungen.

Es gibt auch Massenveranstaltungen auf der Bühne, bei denen Anliegen spektakulär vorgeführt werden. Doch der sichere Raum des Aufstellens und die Wahrung der Würde des Menschen sind essenziell und Eckpfeiler für das Gelingen von systemischen Aufstellungen. Dieser sichere Raum wird in gewissen Coaching-Formaten nicht gewahrt.

Zurecht gibt es also zum Teil heftige Kritik und Skepsis gegenüber dieser Methode, weil selbst ernannte Aufstellungsleiter ohne adäquate Ausbildung der Sache nicht dienlich sind. Der Coaching-Markt braucht dringend mehr Professionalität. Die Aufstellungsarbeit an sich hat ohne Zweifel den Platz als wirksame Transformationsmethode verdient, und mein Buch konnte dir, liebe Leserin, lieber Leser, hoffentlich einen Eindruck davon vermitteln, was diese wunderbare Methode zu bewirken vermag.

ZUM SCHLUSS UND ALS DEIN ANFANG

Ich glaube an Magie. Ich glaube an die göttliche Weisheit, die uns führt. Dieses Geführtsein spüre ich in meiner Arbeit und in meinem Leben – und genauso habe ich es auch beim Schreiben dieses Buches erlebt.

Zum Abschluss meines Schreibprozesses hatte ich 3 Tage zusammen mit meiner Buchmentorin Fitore an meinem Werk geschrieben. Es waren wunderbare Tage, und gerade, als ich glaubte, mein Buch sei fertig, passierte Folgendes:

Es war eigentlich geplant, dass wir am 4. Tag nach Hause fliegen, doch Island hatte andere Pläne. Es zog ein Sturm auf, der den Flughafen fast 24 Stunden lahmlegte. So verbrachten wir also einen weiteren Tag auf dieser wunderbaren Insel. Großartig! Denn so konnte ich die letzten Überarbeitungen vornehmen und außerdem vor Ort beim Treffen der Family Constellation Association dabei sein, zu dem ich eingeladen worden war. Gerade hatte ich die letzten Worte geschrieben, schon begann das Meeting. Die beiden Leiter im Raum hatten eine schöne Übung vorbereitet. Jeder von uns sollte einen Menschen aus dem eigenen Familiensystem auswählen, von dem wir wussten, dass dieser ausgeschlossen worden war. Diese Person war vielleicht eine Art schwarzes Schaf der Familie oder man hatte Mühe, mit ihr auszukommen oder es war mit ihr einfach nicht so wie mit den anderen.

Schließlich hatten wir zeitlich weit überzogen und fast alle außer mir und den beiden Leitern mussten gehen. So saß ich also mit wenigen anderen noch da und wurde eingeladen, meinerseits jemanden auszusuchen, um eine der Ordnungen der Liebe für mich zu erforschen – die Ordnung der Zugehörigkeit. Ich wählte meine Mutter. Meine Mama war, wie du weißt, für mich eine der größten Herausforderungen in meinem Leben. Doch ich wusste auch, dass ich im Herzen Frieden geschlossen hatte mit ihr, und so freute ich mich auf diese Gegenüberstellung.

Während der Aufstellung sagte die Darstellerin meiner Mama, dass es ihr nicht gut gehe. Sie hatte beide Hände auf ihrer Gebärmutter und klagte über Schmerzen. Der Aufsteller fragte sofort nach, ob Kinder gestorben seien. Ich bejahte. 3 Brüder waren verstorben. »So viel Schmerz, liebe Mama«, ließ er mich sagen, »so viel Schmerz. Ich sehe es, liebe Mama.« Sie sagte darauf: »Ich bin gar nicht richtig da. Ich bin eher bei den toten Kindern und sehe dich gar nicht richtig.« Es zeigte sich hier also die Dynamik der Nachfolge, die ich oben beschrieben habe (siehe S. 182), und der Aufsteller ließ mich darauf sagen: »Mama, ich wollte dir immer helfen. Ich hätte alles getan, dass es dir gut geht. Ich wollte dir helfen. Nun kehre ich zurück mit meiner Liebe zu mir, liebe Mama. Ich weiß, dass du es tragen kannst, dass du dein Schicksal tragen kannst.«

Der Aufsteller forderte die Mama auf, einen Gegenstand auszusuchen für das, was jetzt helfen würde. Und die Darstellerin meiner Mutter griff unter all den Dingen, die um sie herum lagen, zu einem Buch. Einem Buch! Die Mama hielt das Buch an ihren Bauch, sagte zu mir: »Katja, ich bin so froh, dass du dein Herz zurückgeholt hast und lebst«, und streckte mir das Buch entgegen.

»Hol dein Herz zurück und lebe« – das war exakt der Titel für mein Buch, der mir am ersten Tag auf Island in den Sinn gekommen war. Die Tränen liefen mir über die Wangen. Dies kam von meiner Mama, mit der ich so gekämpft hatte und bei der ich so viele Anläufe gebraucht habe, um mit ihr in Frieden zu kommen! Meine Mama reichte mir nun also an diesem Tag ein Buch mit dem Titel des Buches, von dem sie (und auch die Darstellerin) gar nichts wissen konnte.

Meine Mutter ist die Quelle dieses Buches. Wäre sie nicht gewesen, gäbe es mich nicht. Wäre sie nicht so überfordert gewesen mit ihrem Schicksal, hätte ich diesen Weg nie eingeschlagen und mich auf die Suche nach Heilung im Familiensystem gemacht. Meine Mama war die Wegbereiterin für das Werk, das du in Händen hältst, und ich bin ganz beseelt davon, dass der verschobene Flug auf Island zu diesem Geschenk geführt hat. Und auch Island, diese Insel selbst, hat mir so viel Öffnung und Flow geschenkt.

Es sind unter anderem diese Wunder, diese »Zufälle«, die diese Arbeit so unbeschreiblich großartig machen. Ich wünsche dir, dass auch du diese göttlichen Zufälle und Geschenke kennenlernst. Vielleicht ist dir ja während des Lesens auch schon etwas »passiert« oder du hast zufälligerweise Informationen über dein System bekommen. Ich freue mich, wenn du das mit mir teilen magst.

Zum Schluss sage ich Danke für diese Arbeit, die mich geheilt hat und mir ermöglicht, zu leben. Und danke an alle, die *mich* auf meinem Weg so großartig unterstützt haben.

Ich könnte glücklicher nicht sein.

ANHANG

Literatur

Austermann, Alfred/Austermann, Bettina: *Das Drama im Mutterleib – Der verlorene Zwilling.* Königsweg-Verlag 2013.

Byrne, Rhonda: *The Secret – Das Geheimnis.* Arkana 2007.

Demarmels, Ursula: *Wer war ich im Vorleben? Die positive Wirkung spiritueller Rückführungen.* Heyne 2012.

Hellinger, Bert: *Ordnungen der Liebe – Ein Kursbuch.* Carl Auer 2013.

Hellinger, Bert: *Zweierlei Glück – Konzept und Praxis der systemischen Psychotherapie.* Goldmann 2006.

Sheldrake, Rupert: *Das schöpferische Universum – Die Theorie des morphogenetischen Feldes.* Ullstein 2009.

Naegeli-Osjord, Hans: *Besessenheit und Exorzismus.* Otto Reichl Verlag 1983.

Quellen

https://www.einfachganzleben.de/meditation-achtsamkeit/die-universellen-gesetze https://parvatasana.ch/energiefrequenz/

https://www.friedrichkettl.coach/post/2018/07/23/die-basis-f-c3-bcr-selbstliebe

https://www.landsiedel.com/at/wissen/familienaufstellung.html

https://docplayer.org/16588117-Lexikon-des-familienstellens.html

https://www.bewusstfrei.de/blog/familienstellen-familienkonflikte-und-bindungsstoerungen-erkennen-und-lsen

https://docplayer.org/126558184-Chuck-spezzano-wenn-es-verletzt-ist-es-keine-liebe.html

https://docplayer.org/69601471-Veit-lindau-liebe-radikal-wie-du-deine-beziehungen-zum-erbluehen-bringst.html

https://www.claudia-grill.de/das-lexikon-des-familienstellens/

https://www.landsiedel.com/at/wissen/familienaufstellung.html

https://www.hellinger.com/familienstellen/grundordnungen-des-lebens/1-grundordnung-das-gleiche-recht/

https://www.hellinger.com/familienstellen/grundordnungen-des-lebens/2-grundordnung-die-rangordnung/

https://www.hellinger.com/familienstellen/grundordnungen-des-lebens/3-grundordnungen-der-ausgleich/

https://www.utestrohbusch.de/2015/01/17/das-weibliche-und-m%C3%A4nnliche-urprinzip

Wortverzeichnis

Spirits: Allgemein betrachtet versteht man darunter Geistwesen der spirituellen Welt wie etwa Engel und andere Schutzgeister. Für mich ist dies ein anderer Begriff für Ausdrucksformen des Göttlichen, des Universums. Spirituell sind sie etwas weiter entwickelt als der Mensch selbst. Durch sie werden wir liebevoll geführt und geleitet.

Chakra: Dieses Wort stammt aus dem Sanskrit und bedeutet übersetzt: Rad, Kreis. Die Chakren sind unsichtbare Energiewirbel an bestimmten Stellen im Körper wie etwa das Wurzelchakra am Damm, an der Basis der Wirbelsäule, oder das Kronenchakra etwas oberhalb des Scheitels.

Sympathikus: Der Sympathikus ist der Teil des autonomen Nervensystems, der alle Körperfunktionen aktiviert und diese bei Stress und Erregung steuert. Sein Gegenspieler im autonomen Nervensystem ist der Parasympathikus. Dieser reguliert die Körperfunktionen in Phasen der Ruhe und Erholung und ist zuständig für die Regeneration.

Hormonelle Stressachse: Die Hypothalamus-Hypophysen-Nebennierenrinden-Achse, kurz HHN- oder HPA(hypothalamic-pituitary-adrenal)-Achse, ist die sogenannte Stressachse. Entlang dieser Achse im Körper werden die Hormone Noradrenalin, Adrenalin und Cortisol freigesetzt, damit der Mensch reagieren kann, sobald er einem Stressfaktor ausgesetzt ist.

Vagusnerv: Der Vagusnerv ist der größte Nerv des parasympathischen Nervensystems. Er ist mit fast allen inneren Organen verbunden und steuert das menschliche Verhalten in vielen Aspekten. Wenn er gut funktioniert, kann er helfen, Stress besser zu regulieren, indem er Spannungszustände löst. Er sorgt dafür, dass der Körper schneller wieder in die Entspannung kommt, der Puls sich senkt und die Atmung tiefer und langsamer wird. Auch der Blutdruck wird wieder gesenkt und die Verdauung angeregt. Wir können uns regenerieren.

DAS SAGEN *Kundinnen* ÜBER DIE ZUSAMMENARBEIT MIT KATJA

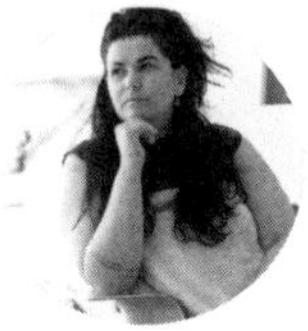

HANNAH PHILOMENA SCHEIBER, KÜNSTLERIN

„Katja hat mir sprichwörtlich das Drama aus der DNA programmiert“

So ging es Hannah vor der Zusammenarbeit

„Ich war in einer toxischen Beziehung, übergewichtig und steckte beruflic fest. Bei Katja fand ich zum ersten Mal Klarheit und innere Ruhe, die ich so zuvor nicht kannte. Ich lernte, mich selbst zu spüren und Sicherheit in mir zu finden.“

Das hat sich während der Zusammenarbeit verändert

„Ich würde es am ehesten beschreiben mit „EINMAL ALLES NEU UND NIE MEHR ZURÜCK“. Es war, als ob mein Leben komplett neu begann. Ich habe Gewicht verloren, an Lebensqualität gewonnen, und die größten beruflichen Erfolge erzielt. Katja habe ich als eine authentische Mentorin erlebt, der es um den Menschen geht. Sie führt liebevoll aber bestimmt und schafft Räume für Wunder. “

So geht es Hannah nach der Zusammenarbeit

„Meine Situation ist besser, als ich es mir je erträumt hätte. Ich kann mein Nervensystem regulieren und Ängste kontrollieren. Katjas Arbeit hat mic befähigt, meine innere Stärke zu entdecken und meine eigenen Ressour cen zu finden. Sie ist eine der größten Heilerinnen unserer Zeit.“

SIMONE KRON, STAATL. ANERKANNTE ERZIEHERIN

„Katja kreiert Heil-Räume und schafft es, dass eine sich gegenseitig stärkende und unterstützende Community entsteht.“

ɔ ging es Simone vor der Zusammenarbeit

h war alleinerziehend, berufstätig, und obwohl alles nach außen er-ılgreich schien, lebte ich in einem Käfig aus Selbstzweifeln, Scham und 'aurigkeit. Körperliche und seelische Belastungen nahmen zu, und ich 'ar am Ende meiner Kräfte."

as hat sich während der Zusammenarbeit verändert

atja half mir, mich selbst zu entdecken und systemische Verstrickungen ı lösen. Ihre Methode geht tiefer als klassische Therapie, und ich fühle ıich angenommen, wertgeschätzt und gestärkt. Die Arbeit mit ihr brach-• eine tiefgreifende Heilung, die mein Leben verändert hat."

ɔ geht es Simone nach der Zusammenarbeit

h fühle mich energievoller und vitaler, habe an Gewicht verloren und ɔüre eine innere Reinigung. Katja hat mir geholfen, mich selbst zu finden ıd ein neues Selbstbild zu entwickeln. Ich bin voller Lebensfreude und ɜstalte aktiv mein Leben, das im Einklang mit mir selbst steht. Katja ist ·r mich wahrlich meine Rettung. Gamechanging ‚Deluxe'"

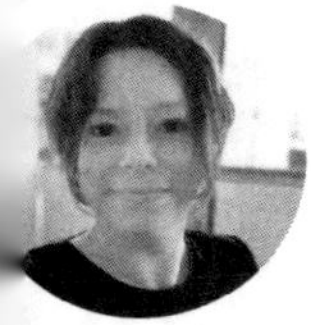

PETRA DEUTSCH, SYSTEMISCHER COACH

„Die Zusammenarbeit war von Anfang an ein nach Hause kommen."

ɔ ging es Petra vor der Zusammenarbeit

ir ging es schlecht. Ich war unglücklich, sah keinen Ausweg, konnte mei-ɜn Job nicht ertragen, und hatte keine Freude oder Zuversicht. Ständig ıchte ich, dass ich so nicht mehr weitermachen kann und will."

as hat sich während der Zusammenarbeit verändert

h konnte meinen unliebsamen Job hinter mir lassen und fand endlich 'füllung. Ich lernte, mich abzugrenzen, Ängste loszulassen und wieder m Leben teilzuhaben. Die Zusammenarbeit war wie ein nach Hause ɔmmen, in dem ich die richtige Unterstützung bekam und lernte, dass h mein Leben ändern kann."

ɔ geht es Petra nach der Zusammenarbeit

ein Leben hat sich sehr verändert, alleine dadurch dass ich jetzt eben-lls als Coach arbeiten darf. Es ist eine Erfüllung und Befreiung wie ich ɜ mir erträumt hatte. Ich konnte viele Themen mittlerweile lösen und ɜfrieden. Auch Essen war ein sehr belastendes Thema für mich und das ɔnnte ebenfalls auf einen guten Weg gebracht werden und das zeigt ch auch in körperlicher Veränderung."

Katja Hinterleitner
GROWING ABUNDANCE

HARTNÄCKIGE Symptome und Probleme, BEI DENEN BISHER KEINER HELFEN KONNTE, MIT KATJA lösen und heilen

Egal ob Burnout, „chronische" Krankheiten, Beziehungsprobleme, toxische Menschen & Co.

Facebook Gruppe

Komm in Katjas kostenlose Facebook Gruppe und erhalte tägliche Impulse, die deine Beziehungen gesünder, dein Leben leichter und dein Soul Business erfolgreicher machen!

www.facebook.com/groups/systemischesheilen

Feminine Power Leadership

Du erhältst Katjas ganzes Know-how, ihre magische Wirkkraft und alles, was du brauchst, um dein Leben neu zu gestalten, an die Hand. Mit diesem Komplettpaket kannst du deine Wunden tiefgreifend heilen und ermöglichst dir dadurch ein erfülltes und kraftvolles Leben in deiner vollen Stärke.

www.katjahinterleitner.com/feminine-power-leadership

Systemic Coach

Ausbildung für systemisch transformative Kinesiologie und systemisches Coaching mit Katja Hinterleitner. Mit dieser Ausbildung bist du befähigt, Kunden im 1:1-Coaching zu begleiten, und gleichzeitig ermöglicht sie dir, selbst noch mehr Heilung zu erfahren.

www.katjahinterleitner.com/systemic-coach

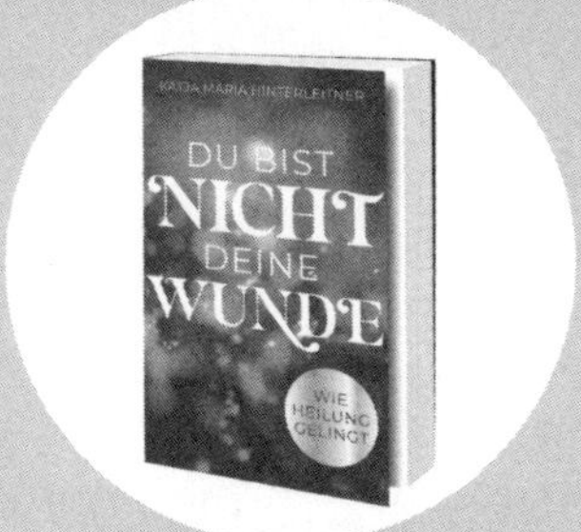

DOWNLOADBEREICH

Exklusiver Videokurs nur für Leser/innen dieses Buches

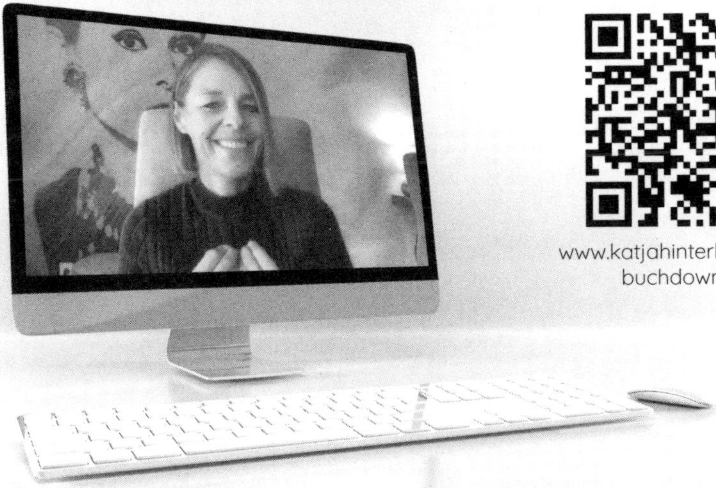

www.katjahinterleitner.com/buchdownload

Dieser Videokurs ist dein Schlüssel zu tiefer Heilung
Entdecke, wie du emotionale, mentale und seelische Blockaden sprengst und endlich die Freiheit und Lebensfreude findest, nach der du dich sehnst!

E-Mail: erfolg@katjahinterleitner.com
Website: www.katjahinterleitner.com